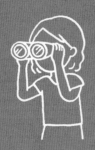

イラスト700点

超図解で面白いほど頭に入る

ふんわり 見るだけ

整形外科

岡野邦彦

長崎県立こども医療福祉センター
整形外科診療部長

MC メディカ出版

はじめに

　わからないことがあると、インターネットで調べたくなります。疑問点を解決するにはこれに優る仕組みはありません。

　スマートフォンを持った若い医師と丸腰の私とで、整形外科の知識対決を行った場合、私は確実に負けます。私が幼少期、友達になりたかったドラえもんが、彼のポケットに入っているからです。

　では、整形外科医として、30年近く生きてきたお前の価値はなんなのか？　それは**「疾患や病態をどうまとめると、整形外科が理解しやすいか」**が、なんとなく、わかっている点です。

　疑問点を「ググる」のは簡単ですが、すぐに忘れてしまいます。それは、出てきた答えが断片的な知識であり、周辺とのかかわりをもたない単なる情報だからです。

　一方で、**関連付けられた知識は忘れにくく、思い出しやすい**という強みがあります。しかし、疾患情報を適切に「くくる」にはある程度の臨床経験が必要で、これには少々時間がかかります。

　本書は、皆さまの頭の中にある整形外科学の整理をお手伝いすることを目的に作成しました。したがって、項目は辞書的に並んでいませんし、関連項目が適宜付随しています。

　また、楽しく読めることも知識の定着には大切な点です。「正しくても、面白くないと評価されないよ」という大阪出身の整形外科医の先輩の言葉を噛み締めながら、長崎にて執筆させていただきました。

ググるより… くくろう!!

長崎県立こども医療福祉センター
整形外科診療部長
岡野邦彦

超図解で面白いほど頭に入る

ふんわり見るだけ 整形外科

contents

contents

おことわり

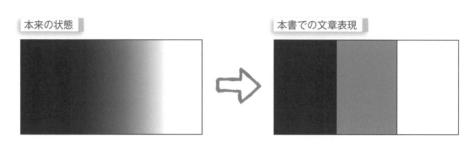

本来の状態 → 本書での文章表現

　ある疾患を紹介する際、正確な記載を心がけると、膨大な時間と量が必要になります。また、断定的な表現ができなくなります。踏み込んだ発言ができない政治家、何が言いたいのかわからない委員長の話はあまり聞きたくないものです。

　本書では上図のように、**本来は連続する病状を区切って、白黒つけて解説**しています。その境界線は編集担当と私が設定しました。境界線の代表は国境ですが、隣接する国の立場でしばしば食い違いが生じます。本書では「短時間で整形外科全体を把握する必要に迫られた国民」のことを第一に考えて線を引きました。

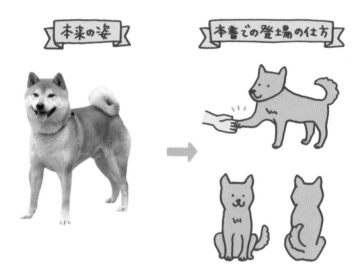

本来の姿 → 本書での登場の仕方

　柴犬を紹介する際、左の写真はしっぽや毛並みなど、細部を知りたいと思い立った場合にとても役立ちます。しかし本書では、柴犬の**大まかな全体像を理解していただくことが重要**と考えています。そのため、柴犬の特徴を抽出してイラスト化する代わりに、なるべく、さまざまな仕草、多方向から見た様子を掲載しています。

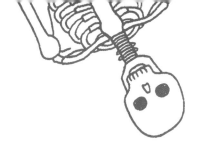

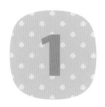 ## 整形外科ってどんな診療科?

● **整形外科の扱う範囲は?**　**頭以外のすべて!**

整形外科で対応する
よくある訴えの
ほんの一例です

□…よくある訴え

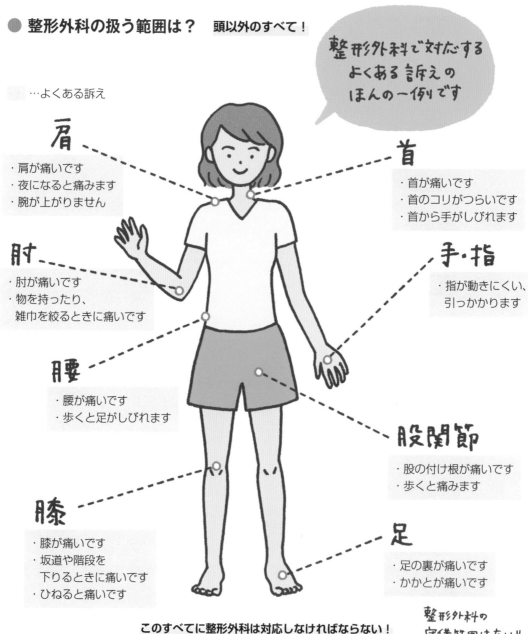

肩
・肩が痛いです
・夜になると痛みます
・腕が上がりません

首
・首が痛いです
・首のコリがつらいです
・首から手がしびれます

肘
・肘が痛いです
・物を持ったり、
　雑巾を絞るときに痛いです

手・指
・指が動きにくい、
　引っかかります

腰
・腰が痛いです
・歩くと足がしびれます

股関節
・股の付け根が痛いです
・歩くと痛みます

膝
・膝が痛いです
・坂道や階段を
　下りるときに痛いです
・ひねると痛いです

足
・足の裏が痛いです
・かかとが痛いです

このすべてに整形外科は対応しなければならない!

整形外科の
守備範囲は広い!!

 さあこい

● 整形外科の扱う器官　骨＋関節＋筋肉＋神経＝つまり**運動器**！

✿ 腕が曲がるまでの流れ

・脳の指令を神経が伝達→筋肉が収縮する→骨が動く→関節が曲がる。

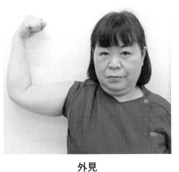

外見

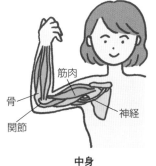

筋肉

骨

神経

関節

中身

> 腕が曲がらない患者さんが来たとき、骨、関節、筋肉、神経のどこに問題が発生しているかを突き止めるのが整形外科のお仕事

● 整形外科を受診する患者さんは多い！

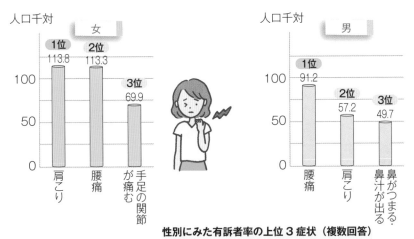

人口千対

女

1位 113.8　肩こり

2位 113.3　腰痛

3位 69.9　手足の関節が痛む

人口千対

男

1位 91.2　腰痛

2位 57.2　肩こり

3位 49.7　鼻がつまる・鼻汁が出る

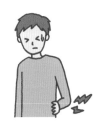

性別にみた有訴者率の上位 3 症状（複数回答）

厚生労働省．2019 年国民生活基礎調査の概況．"世帯員の健康状況"．より．

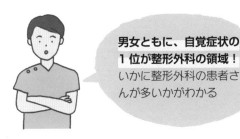

> **男女ともに、自覚症状の1 位が整形外科の領域！**
> いかに整形外科の患者さんが多いかがわかる

● 整形外科の診察道具

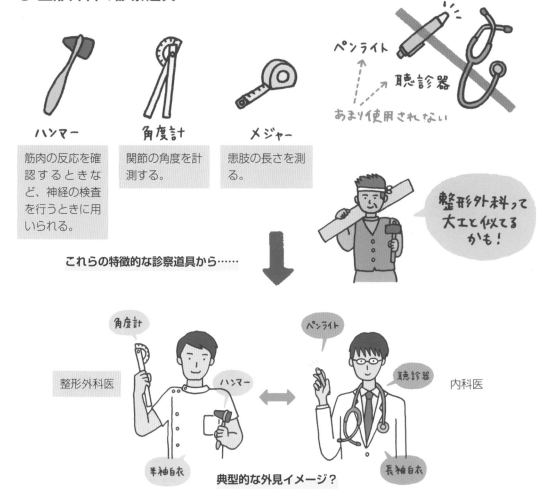

ハンマー
筋肉の反応を確認するときなど、神経の検査を行うときに用いられる。

角度計
関節の角度を計測する。

メジャー
患肢の長さを測る。

ペンライト

聴診器

あまり使用されない

これらの特徴的な診察道具から……

整形外科って大工と似てるかも！

角度計

ハンマー

整形外科医

半袖白衣

ペンライト

聴診器

内科医

長袖白衣

典型的な外見イメージ？

・よくイメージされる医師像とはすこし違うかもしれない。

column

● 喜びを表現するのは手足である

　整形外科は脳や内臓のように生きていくのに必ずしも必要のない四肢を扱います。それゆえ、メジャーとよばれる科からはマイナー扱いされることが多いです。

　「喜びを表現するのは手足である」と反論したわれわれの先輩がおられましたが、この言葉は整形外科学の本質を突いています。身の回りのことが自分自身でできない状態はたいへんな苦痛で、人生の楽しみを半減させます。

　整形外科病棟で働く皆さんは、患者さんの人生を豊かにするお手伝いをしていることを理解したうえで、誇りをもって看護にあたってください。

● 女性医師がもっとも少ない科の1つ

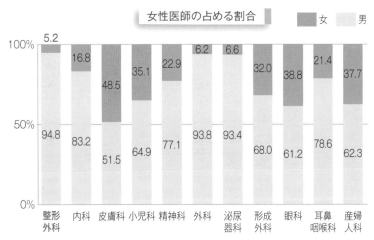

※厚生労働省. 平成30年（2018年）医師・歯科医師・薬剤師統計の概況（https://www.mhlw.go.jp/toukei/saikin/hw/ishi/18/dl/toukeihyo.pdf）より.

　整形外科はなぜ、女性医師が少ないのか？ 私は、急患が多いこと、診療にX線を使用すること、力仕事が多いことなどが理由と考えています。

　実はこれ、当の整形外科学会も気にはしているようで、ある年の日本整形外科学会学術集会ではパネルディスカッションとしてテーマに取り上げられたことがあります。演者はもちろん全員女性医師です。なぜ、私がこのセッションを聞いていたかというと、当時の上司が女性で、演者として参加していたからです。

　私が医局長を務めていたとき、6人が入局し、うち3人が女性という年がありました。「女性が多いと、仕事が回らないのでは」と心配していたのですが、結果は逆でした。彼女たちは、看護師と対等に院内PHSで「言い合い」をし、医師、看護師の線引きがあいまいなお仕事を一切引き受けませんでした。結果、整形外科医の労働条件は目に見えて改善しました。当然、整形外科医師間の線引きがあいまいなお仕事は、研修医である3人の男たちがさせられていました。

　女性の参入は整形外科を根底から変えてくれるかもしれない、と本気で思っています。

さあ、今日も定時に帰ろう！

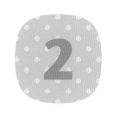

2 骨の名前

数は多いが、手足まとめて理解しよう

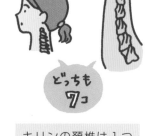

● 基本情報

・ヒトは **206 個**の骨から構成される。

・手は 27 個、足は 26 個の骨があって両手と両足を合わせると 106 個となり、全体の半数以上を占める。

・長い骨が並行しているのは、前腕と下腿のみ。

・なお、頚椎は 7 つで、ヒトもキリンも同じ数。

どっちも **7**コ

キリンの頚椎は 1 つひとつが長い

前から

頬骨
鎖骨
上腕骨
橈骨
尺骨
大腿骨
膝蓋骨
足根骨
中足骨
趾節骨

頭蓋骨
脊椎
肋骨
寛骨
手根骨
中手骨
指節骨
脛骨
腓骨

後ろから

上腕骨
橈骨
尺骨
大腿骨
脛骨
腓骨

頭蓋骨
肩甲骨
肋骨
手根骨
中手骨
指節骨
距骨
踵骨

● 上肢の骨

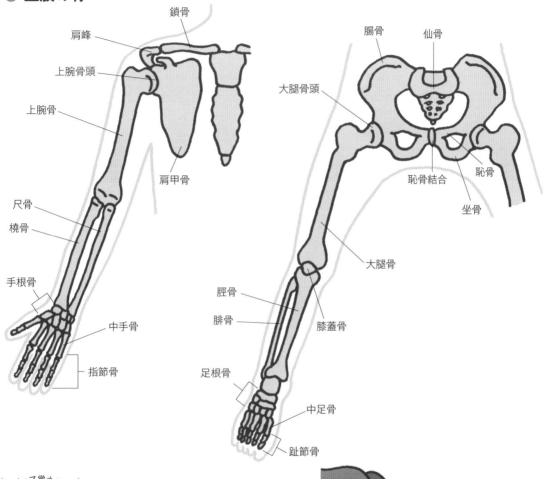

鎖骨
肩峰
上腕骨頭
上腕骨
肩甲骨
尺骨
橈骨
手根骨
中手骨
指節骨

● 下肢の骨

腸骨
仙骨
大腿骨頭
恥骨結合
恥骨
坐骨
大腿骨
脛骨
腓骨
膝蓋骨
足根骨
中足骨
趾節骨

\くって覚えよう/

● 上肢と下肢の骨は並べてみるとよく似ている

・いちばん上にある、肩関節と股関節＝球関節 → p.86。

・次に続く、肘関節と膝関節＝蝶番関節。

・肘と膝の先には2本の骨が並列に存在する（橈骨・尺骨と脛骨・腓骨）。

・母指以外は、**手と足の骨の構成はよく似ている** → p.145。

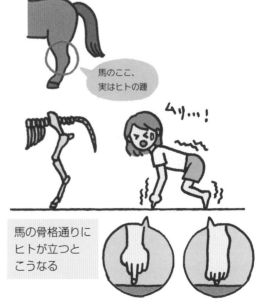

馬のここ、実はヒトの踵

ムリ…！

馬の骨格通りにヒトが立つとこうなる

3 関節のつくり

球関節と蝶番関節で解説します

	球関節	蝶番関節
構造	多方向へ動く→外れやすい	２方向にしか動かない→外れにくい
代表的な関節	肩関節　　股関節	膝関節　　肘関節
脱臼	多い（**不安定になりやすい関節**）	少ない
不安定から起こる疾患	・反復性肩関節脱臼 ・動揺性肩関節 ・先天性股関節脱臼 ・遺残亜脱臼	少ない
関節内骨端損傷	・野球肩（肩） ・大腿骨頭すべり症（股）	少ない

※膝関節は可動時にすこし回旋するので厳密には螺旋関節に属するが、蝶番関節の仲間

	球関節	蝶番関節
可動域	6方向（屈曲・伸展、内転・外転、内旋・外旋）に動く	2方向（屈曲・伸展）のみに動く
人工関節の形態	関節面は"カパッ"とはめるだけの**単純**な形状	関節面が波うっていて、結構**複雑**な形状
人工関節術後の脱臼	多い	少ない

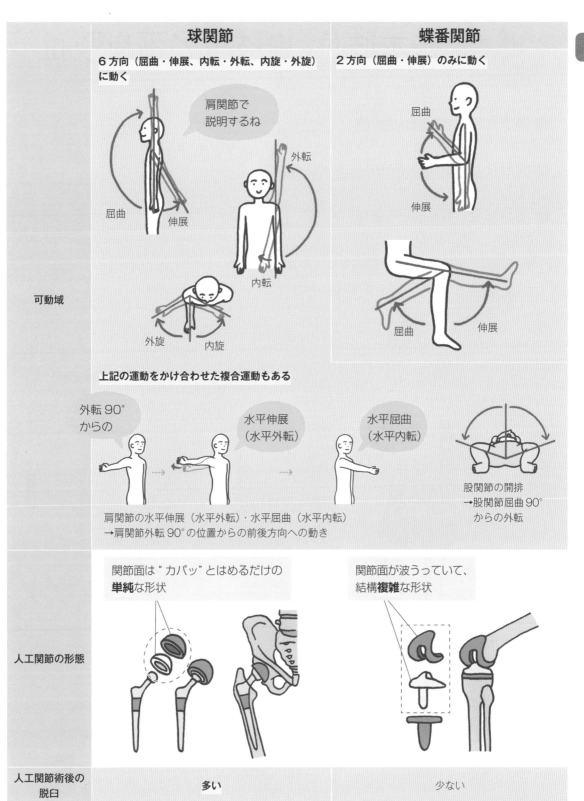

肩関節で説明するね

屈曲／伸展／外転／内転／外旋／内旋

屈曲／伸展

上記の運動をかけ合わせた複合運動もある

外転90°からの

水平伸展（水平外転）

水平屈曲（水平内転）

股関節の開排
→股関節屈曲90°からの外転

肩関節の水平伸展（水平外転）・水平屈曲（水平内転）
→肩関節外転90°の位置からの前後方向への動き

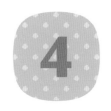

4 基本肢位、良肢位と不良肢位

● **基本肢位**　きちんとした姿勢

・各関節が 0°の状態。

● **良肢位**　整形外科医が良いと思っている姿勢

・関節の動きが悪くなった際に、日常生活で不便や苦痛が少ない肢位。

● **不良肢位**　なるとまずい姿勢

・日常生活で不便や苦痛が多い肢位。

・神経麻痺などがある場合は不良肢位をとってしまいやすい。

　→可動域訓練を行ったりして、不良肢位に固定されないように注意しよう！

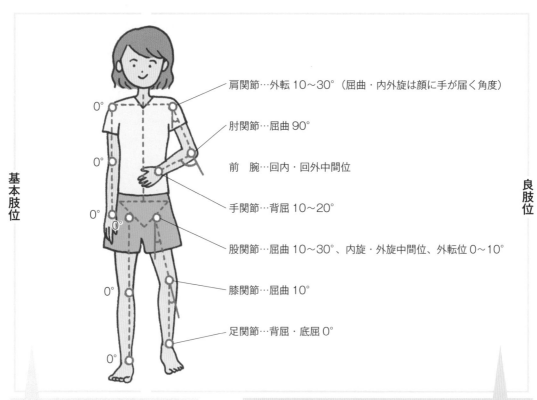

基本肢位

良肢位

肩関節…外転 10～30°（屈曲・内外旋は顔に手が届く角度）

肘関節…屈曲 90°

前　腕…回内・回外中間位

手関節…背屈 10～20°

股関節…屈曲 10～30°、内旋・外旋中間位、外転位 0～10°

膝関節…屈曲 10°

足関節…背屈・底屈 0°

警察官や軍隊の整列などで目にする
きちんとした姿勢が基本肢位。

・骨折などでギプス固定を行うとき、関節固定術を行う
　ときは良肢位が基本になる。
・「人をダメにするビーズクッ
　ション」でダメになった姿勢
　が良肢位に近い。

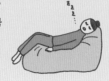

● 理想的なプロポーズで関節可動域を理解してみよう！

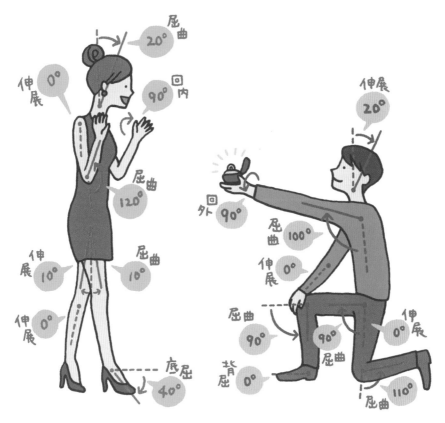

理想的なプロポーズの関節角度はこれだ！

　女性にとって、プロポーズは一大イベント。男性にとっては確実に決めたい場面。海外で人気のサプライズのプロポーズは準備のたいへんさに加え、巻き込まれた周りの人たちの困惑と迷惑、断られた際の男性側の回復不能なダメージなど多くの問題点を秘めています。ここでは、誰にも迷惑をかけずに、確実に決めるための関節角度を整形外科的に考察してみました。**理想的なプロポーズの各関節角度を男女で対比すると、ほぼ正反対**であることがわかります。2人をまとめて観察した場合、バランスが取れているとも言えますね。夫婦初の共同作業としてケーキ入刀が有名ですが、プロポーズ時点での共同作業を整形外科的に計画してみるのはいかがでしょうか？

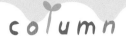

● 関節技を知れば関節可動域が覚えられる!?

　正常可動域の定義は「動かせる範囲」であり、その範囲を超えてしまうと痛みを感じます。この原理を応用したものが関節技です。

代表的な関節技では、どの関節に無理がかかっているのかを解説してみました。

✿ 腕ひしぎ逆十字⇒肘関節の過伸展

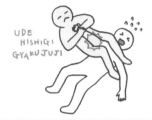

格闘技でもっとも有名な関節技。世界各国の軍隊で実用性が高い技として採用されている。

✿ アキレス腱固め⇒足関節の過底屈

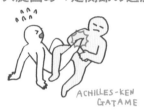

手関節を相手のアキレス腱に当てて、圧迫刺激を与える技であり、**厳密には関節技とはいえない。** この技でアキレス腱が切れることはないが、痛みは半端ないらしい。

✿ チキンウィング・アームロック ⇒肩関節の過伸展および過内旋

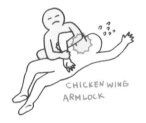

肘が痛そうに見えるが、実はやりすぎると肩関節が脱臼する**整形外科的にはもっとも危険な関節技。**

✿ 足4の字固め⇒膝関節の過伸展

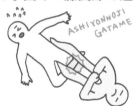

技をかけられた相手の足が数字の4に見えるため命名された。ザ・デストロイヤーが力道山を窮地に追い込んだ必殺技としてあまりにも有名。**50歳以上男子の80%は経験済み**といわれている。

✿ 逆エビ固め⇒胸・腰椎の過伸展

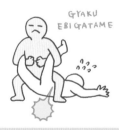

整形外科領域を超えた、体幹部全体にダメージが及ぶ危険な技。プロレスごっこで胸部圧迫による窒息死も発生している。

✿ ロメロスペシャル⇒ ????

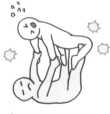

日本名は吊り天井固め。相手の協力なしには達成困難な技。

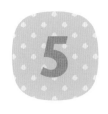

X線検査

整形外科の必須検査

・外来でX線撮影をもっとも多く行うのが整形外科。女性医師に不人気な理由の1つでもある。

・X線が透過したところを「黒」、透過しないところを「白」で表現したものがX線写真。

・**筋肉は黒く**表現され、**骨は白く**表現される。白黒が反対の影絵のような感じ。

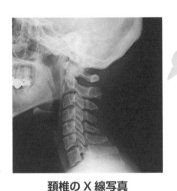

骨は白く表示

頚椎のX線写真

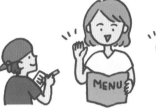

とりあえず
生ビールで！

とりあえず
X線で！

というくらい、
整形外科では気軽に
X線検査がオーダーされる

普通にX線撮影
する場合は
単純X線撮影

造影剤を使うことで
通常ではわかりにく
い病気を探す場合は
造影X線撮影

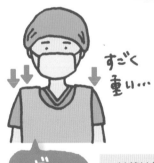

すごく
重い…

ずっしり

・X線は鉛を通過しない。
・放射線防護服（プロテクター）
　が重いのはこのため。

✿ **なぜ "X" なのか？**

　X線はドイツの物理学者ヴィルヘルム・レントゲンが1895年に発見した透過性の高い電磁波。"未知数"を表す「X」はレントゲン自身により命名された。ちなみに発見日である11月8日はレントゲンの日。

● X線撮影の心得

① 2方向から撮影する

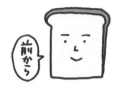

・食パンの厚みは横から見ないとわからない。
・骨折部を立体的に把握するには、最低2方向の撮影が必要。

② わかりにくい場合は、反対側も同じ条件で撮影し、比較してみる

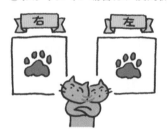

・見たことがないものでも、並べることで違いはわかる。
・心臓などと違って、手足には左右があることに感謝しよう。
・なお、骨端線が残っているこどもは骨折線との判別が困難なことがあるため、整形外科医でも両側撮影する。

③ 骨折部の隣接関節も含めて撮影する

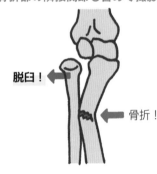

脱臼！

骨折！

・骨折したところの隣接関節には脱臼をともなうこともある。

④ 骨折が疑われるのに骨折線が明瞭でない場合は、後日もう一度撮影する

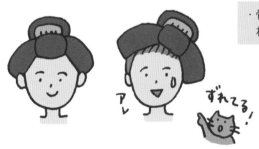

アレ

ずれてる！

・骨折していても、ずれていないとわかりにくいことがある。

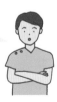

白く写り込むため、撮影時はアクセサリーや湿布などを外してもらうことを忘れずに！

6 画像検査 まとめました

検査にも得手不得手がある

● 骨折　⇒単純X線、CT

・骨折部がずれていれば、単純X線ですぐにわかる。

・仮骨や癒合の状況も経時的な撮影で判断できる。

・疲労骨折や脆弱性骨折などの特殊な骨折はCT・MRIでないとわかりにくい。

・こどもの関節は軟骨が多く、写らない範囲が広い。反対側と比較することで骨折がわかることもある。

検査名	簡便性	被曝	検査時間	情報量	
				骨	軟部組織
エコー	◎	なし	△	×	○
単純X線	◎	あり	短い	○	×
CT	△	多い	△	◎	×
MRI	×	なし	長い	○	◎

● 骨の血流障害（骨壊死）　⇒MRI

・初期はMRIでしかわからない。

・病状が進行して骨が潰れてくると、X線でも確認できるようになる。

● 半月板、靭帯、関節唇、関節軟骨の損傷　⇒MRI

・関節を構成する靭帯などの軟部組織はMRIでしかわからない。

● 炎症　⇒超音波（エコー）、MRI

・軟部組織が腫脹したり関節炎で水がたまった状態は、エコー・MRIでしかわからないことが多い。

乳児の股関節脱臼、学童期の野球肘、関節リウマチの増生滑膜など、整形外科での使用機会は限定的

・骨の形をみるにはまずX線。
・より詳しく立体的にみるには被曝量が増えるがCT。

骨以外の組織をみるにはMRI。撮影時間が長いため、じっとできないこどもは検査不可

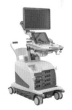

超音波

単純X線

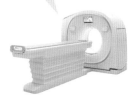

CT
Computed Tomography

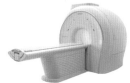

MRI
Magnetic Resonance Imaging

・左から右へ購入価格は1ケタずつ増えていき、かつ巨大化していく。
・MRIは機械自体が高価なうえ、強烈な磁気が室外に出ないように外壁工事が必要。病院経営者の懐を刺激する。

7 徒手筋力テスト
MMT：Manual Muscle Test

・徒手筋力テスト（MMT）は、診察時によく用いられる筋力検査法。

・6 段階評価だが **MMT3 の定義を理解すれば、残りは推測が可能。**

・MMT2 は重力を取り去る必要があるため、MMT3〜5 の評価と比べ、診察時の体位が異なる。

評価	定義
5（Normal）	正常の筋力
4（Good）	3 と 5 の間
3（Fair）	**重力に打ち勝って、運動範囲内を完全に動かせる**
2（Poor）	重力を取り去れば、運動範囲内を完全に動かせる
1（Trace）	筋の収縮が確認できるが、関節は動かせない
0（Zero）	筋がまったく動かない

重要！

● 膝関節伸展筋の MMT 評価の実際

MMT5〜4

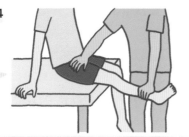

圧で判断

・筋肉の力を判別する。
・関節近位の骨（大腿骨）をつかんで固定し、遠位の骨（下腿）に添えた手で抵抗を加え、その**圧で判断**する。

MMT3

観て判断

・重力に打ち勝てるかを判断する。
・関節近位の骨（大腿骨）をつかんで固定し、完全に伸展できるかを**視覚的に判断**する。

MMT2

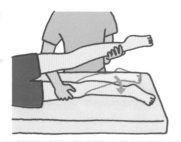

観て判断

・横向きになってもらい、可動方向への重力を除いた水平面上で、完全に伸展できるかを**視覚的に判断**する。

MMT1〜0

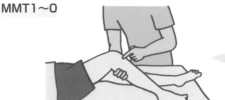

触って判断

・関節を屈曲した位置で支えて、筋肉が収縮しているか（MMT1）、していないか（MMT0）を**指先で感じる。**

● MMT 3 が利用されている例

✿ 麻痺性疾患での装具療法の適応

・脳性小児まひで大腿四頭筋が MMT3 以上あれば短下肢装具、MMT3 未満であれば長下肢装具となる。

・MMT3 以上あれば、起立したときに膝折れしないため。

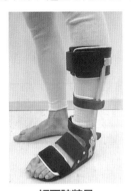

短下肢装具

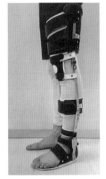

長下肢装具

✿ 脊髄損傷の評価

・歴史あるフランケル分類と、その後にアメリカ脊髄障害協会が提唱した ASIA 分類はほぼ同じ内容。

・しかし、ASIA 分類の C と D は MMT 3 あるかないかできちんと区分してある。

・このように、**MMT 3 は麻痺の程度を客観的に分類するために使用**される。

フランケル分類

A.	Complete〔完全麻痺〕	損傷高位以下の運動知覚完全麻痺
B.	Sensory only〔知覚のみ〕	運動完全麻痺で、知覚のみある程度残存
C.	Motor useless〔運動不全〕	損傷高位以下の筋力は少しあるが、実用性がない
D.	Motor useful〔運動あり〕	損傷高位以下の筋力の実用性がある。補助具なしでも歩行可能
E.	Recovery〔回復〕	筋力弱化なく、知覚障害なく、括約筋障害なし。反射の異常はあってもよい

ASIA 分類

A＝完全	S4〜S5 の知覚・運動ともに完全麻痺
B＝不全	S4〜S5 を含む神経学的レベルより下位に知覚機能のみ残存
C＝不全	神経学的レベルより下位に運動機能は残存しているが、主要筋群の半分以上が筋力 3 未満
D＝不全	神経学的レベルより下位に運動機能は残存しており、主要筋群の少なくとも半分以上が筋力 3 以上
E＝正常	運動・知覚ともに正常

MMT3

● MMT 1と0に思いをはせる

MMT 1の定義は「筋の収縮が確認できるが、関節は動かせない」となって
います。関節が動かないわけですから、収縮を確認するためには五感を研ぎ澄
まさなければ判定できません。すなわち、皮膚上から目で筋肉の動きを捉える
か、指でその動きを感じるしかありません。

私は『燃えよドラゴン』でのブルース・リーの名言「**Don't think, feel**（考
えるな、感じろ）」を思い出しながら診察しています。『スター・ウォーズ エピ
ソード2　クローンの攻撃』でもジェダイ・マスターのヨーダが同じことを言
っています。いずれも、映画のなかで才能はあるが理屈で理解しようとする弟
子に師匠が言い放つ名言です。

ただし、整形外科領域では若い先生に「MMT 1を感じろ」と指導すると確実
に嫌われます。そして、私自身も**MMT 1を感じたことはほとんどありません**。
修行が足りませんな。実際は筋電図で判定するからそれでいいんですけどね。

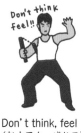

Don't think, feel
（考えるな、感じろ）

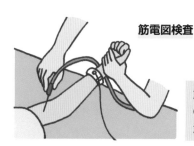

筋電図検査

筋に針を直接刺して、そ
の収縮を心電図の要領で
波形として確認できる

MMTを初めて本で見たときは、小学校時代に学期末に渡される通信簿を思
い出しました。ただし、MMTにある0はなく、1〜5の5段階評価でした。0
がなくて良かったです。0をつけられたら「学力なし」という意味になり、立
ち直れないと思います。0と1の間には大きな差があります。

昔の通知表は5段階評価だった……。MMTは6段階。

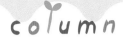

● MMT 4と5の英語表記

　英語表現では MMT5 が "normal"、MMT4 は "good" となっています。徒手筋力の世界では normal は good より上なんですね。ちなみに、"normal" と "good" の辞書で最初に記載されている日本語訳は以下の通りです。

> normal：標準の、普通の、通常の、正常の、正規の、平均的な
> good 　：よい、満足できる、すぐれた、りっぱな

　訳だけを眺めると、good のほうが良く思えますが「**普通がいちばん**」ということなんですね。外国人にしては、謙虚な感じがします。

　私がアメリカに住んでいたときに、仕事仲間から「kuni, good job!」と褒めてもらった記憶がありますが、あれは、「普通よりはダメだが、あなたなりにがんばったね」という意味だったのかもしれません。なにも言わなくてもきちんとお仕事をこなす "normal" な人には、"good！" と褒めなくてもいいですから。

　「ゆとり世代は褒めて育てよう」なんてことも聞いたことがあります。"good" を連発するアメリカ人には注意が必要かも。

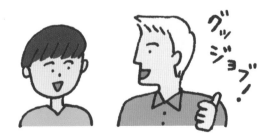

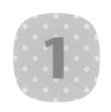 # 骨折の分類 さまざまな折れ方がある

● 骨折型による分類　おもにX線で確認

読んで字のごとし

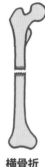 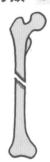 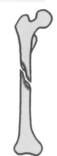 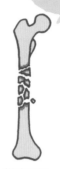 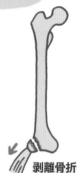

複雑骨折とはよばないことに注意！

横骨折	斜骨折	らせん骨折	粉砕骨折	剥離骨折
		腕ずもうで発生することで有名	骨片が3つ以上にわかれている	引っ張られて剥がれて離れる（剥離）

✿ 不顕性骨折（骨挫傷）もある

・X線では骨折が認められないが、傷んでいる状態。

・MRIで骨髄内浮腫の所見が認められることがある。

・打撲の後にいつまでも痛みがとれない場合は、不顕性骨折を考えてみる必要がある。

● 皮膚の状態による分類

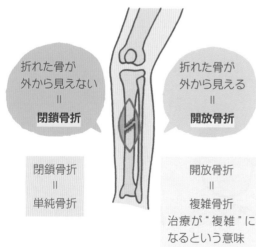

折れた骨が外から見えない＝閉鎖骨折

折れた骨が外から見える＝開放骨折

閉鎖骨折＝単純骨折

開放骨折＝複雑骨折 治療が"複雑"になるという意味

✿ 開放骨折の初期治療

・骨髄炎の危険があるので緊急手術（洗浄）。

倍々で増殖するため、菌の増え方は一直線ではない

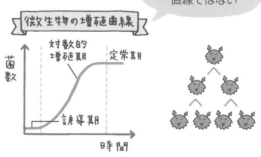

微生物の増殖曲線

対数的増殖期　定常期

菌数

誘導期

時間

ゴールデンタイム（受傷から6〜8時間）内に洗浄し、対数的増殖期の早期に菌数を減らすことが重要！

● 特殊な骨折 くらべました

	疲労骨折	脆弱性骨折	病的骨折
発生機序	・繰り返し加わる小さな負荷が原因 ・金属疲労と同じ	・骨密度の低下によって骨が折れやすくなっている	・腫瘍によって骨が折れやすくなっている
誘因	・スポーツ	・転倒	・悪性腫瘍の骨転移 （肺がん、乳がん、前立腺がん）
好発部位	・中足骨、脛骨、肋骨	・脊椎、手関節、大腿骨近位部	・脊椎（血流が豊富なため）

✿ ゴールデンタイム

ゴールデンタイムとは、処置を成功させるための発症からの時間的目安のこと。

心停止して **3 分以内**、呼吸停止して **10 分以内**：救命救急のゴールデンタイム

脳卒中発症から **3 時間以内**：脳神経外科のゴールデンタイム（線溶療法の適応）

心筋梗塞発症から **6 時間以内**：循環器内科のゴールデンタイム

開放骨折から 6〜8 時間以内：整形外科のゴールデンタイム

72 時間の壁：この時間を超えると災害時の救出者の生存割合が急減する

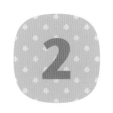

2 骨折の合併症　治療に立ちはだかる難敵

● 偽関節

定義

・3カ月ほど経過しても仮骨が観察できない状態を**遷延癒合**という。

・そのまま6カ月経過した場合は骨癒合不全と判断され、**偽関節**とよばれる。

・偽の関節のように動いて痛みが生じる。

・偽関節は合併症というよりは、治療目的が未達成な状態であり、治療を担当する側としてはなんともいたたまれない状況。

・低侵襲かつ確実な初期固定が偽関節の発生率を下げる。

> 遷延癒合
>
> 3カ月経っても骨がくっつかない

> 偽関節
>
> 6カ月経ってもそのまま

発生しやすい状況

① 血流が低下しやすい場所の骨折

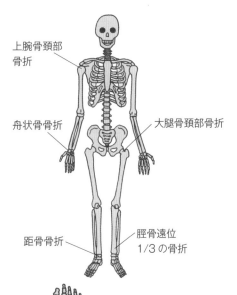

上腕骨頚部骨折

舟状骨骨折

大腿骨頚部骨折

距骨骨折

脛骨遠位1/3の骨折

距骨の軟骨面

> 上腕骨頭、大腿骨頭、舟状骨、距骨は軟骨面が広く、筋肉が付着していない

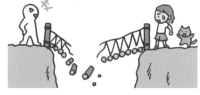

> 別荘への唯一の連絡路である吊り橋を何者かが破壊し孤立。推理ドラマでよくある、そんな感じ

> ・栄養血管は一方向からしか入っていない。そのため、骨折が発生して血管が切れると、その先で血流低下が生じる。
> ・骨折部が骨癒合しても、後の血流障害によって壊死が発生することがある。

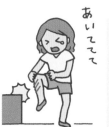

あいてて

> ・脛骨遠位1/3はもっとも細くなっており筋肉がないため、開放骨折となりやすい。
> ・皮膚の直下に骨が触れるため、ぶつけると非常に痛い。「**弁慶のなきどころ**」ともよばれる。

② 病的骨折の場合

・骨折部に転移性骨腫瘍など、正常ではない組織がある場合。

③ 高齢

・こどもに比べて高齢者は、骨癒合までに時間がかかる。

・骨粗鬆症をともなうことが多く、強固な内固定ができない場合が多い。

・麻酔や手術による危険性が高いため、内固定自体ができない場合もある。

④ 開放骨折

・筋肉など、周囲の軟部組織の損傷をともなうため、周辺の血流状態が悪い。

✿ 治療

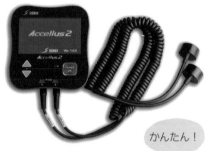

超音波骨折治療

かんたん！

・器械をレンタルし、皮膚上から1日15分当てるだけ。

・サッカーのデイビッド・ベッカム選手や野球の松井秀喜選手が骨折治療のために使用したことでも注目された。

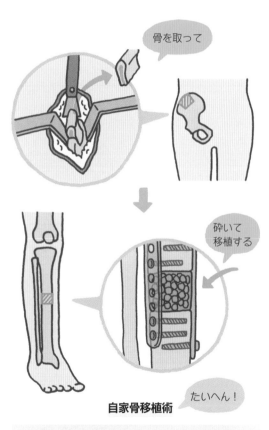

骨を取って

砕いて移植する

たいへん！

自家骨移植術

骨盤などから骨を取ってきて、患部に移植する

● 変形治癒

・変形したまま骨癒合すると機能障害が発生するので、可能なかぎりもとの形に戻すことが大切。

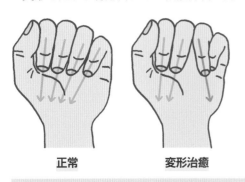

正常　　　**変形治癒**

指骨骨折で回旋変形を起こすと、曲げたときに
指の先端が隣の指と重なってしまう

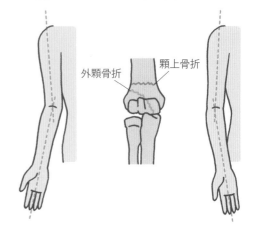

外顆骨折　　顆上骨折

上腕骨外顆骨折⇒外反肘　　**上腕骨顆上骨折⇒内反肘**

小児期の肘関節周辺骨折は、成長とともに変形が
発生することがあるので注意！

きちんと
整復しないと

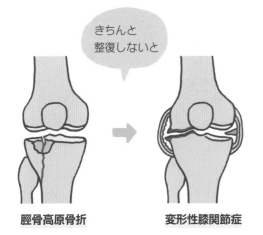

脛骨高原骨折　　　**変形性膝関節症**

脛骨高原骨折など関節内に骨折線が及ぶ関節内骨
折は、段差が残ると変形性関節症になるため、正
確な整復が求められる

● 異所性骨化

・術後や脊髄損傷患者さんの大関節（股、膝、肘）周辺の軟部組織に骨が形成され、可動域制限が
　出現する。

・原因は不明だが、可動域訓練などで生じた出血が筋肉内で骨化すると考えられている。

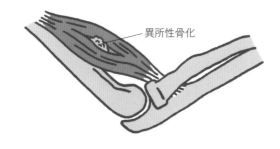

異所性骨化

● 骨萎縮

・骨組織が局所性に減少した状態。X線写真では骨がスカスカに見える。

・以下の3つの要因で発生する。

① 術後の長期間におよぶ免荷や外固定

・力学的ストレスが減少した状態では、骨量の急激な減少が発生する（**廃用性骨萎縮**）。

・手術により確実な固定を行った後、早期に可動域訓練を開始する。

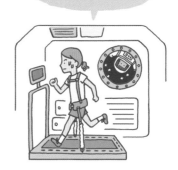

重力負担がかからない宇宙でも事情は同じ

② 長期の安静、臥床

・安静状態が長期におよぶと、骨萎縮のみでなく日常の生活活動で維持されていた筋力、知覚・感覚機能、心肺機能、咀嚼・嚥下機能、排便・排尿機能などがいっせいに低下する**廃用症候群**が発生する。

・高齢者の場合には、骨が癒合しても、もとの生活に戻れないことがある。

・筋力を維持するために、国際宇宙ステーションでは毎日2時間程度のトレーニングを行っている。
・それでもなお、無重力下では筋力低下と骨量低下が起きる。
・われわれは地球の重力下で、立ったり歩いたりすることで、筋力・骨量を維持している。

③ 複合性局所疼痛症候群

CRPS：Complex Regional Pain Syndrome

・骨折などの外傷や神経損傷後に疼痛が持続する症候群で、骨萎縮をともなう。

・自律神経の異常反応が一因と考えられており、早期の診断が必要。

・①疼痛、②腫脹、③関節拘縮、④皮膚変色などが出現・持続する場合はCRPSを疑い、痛みを軽減する治療を開始する。

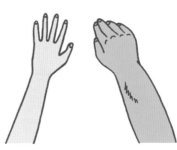

● コンパートメント症候群

・四肢の筋肉・血管・神経は、筋膜や骨間膜などによって囲まれており、この閉鎖空間を**コンパートメント**という。

・骨折などの外傷によりコンパートメント内圧が上昇すると、神経や血管が圧迫され、この状態が継続すると組織が壊死してしまう。

・**下腿、肘周辺は好発部位**なので、骨折発生時は確実な固定を行い、内圧上昇を防ぐ。

・疼痛、腫脹、チアノーゼ、脈拍欠如、運動麻痺、異常知覚の血管閉塞症状が出現していないことを確認する。

・どうしようもない場合は、筋膜を切開して圧を低下させる。

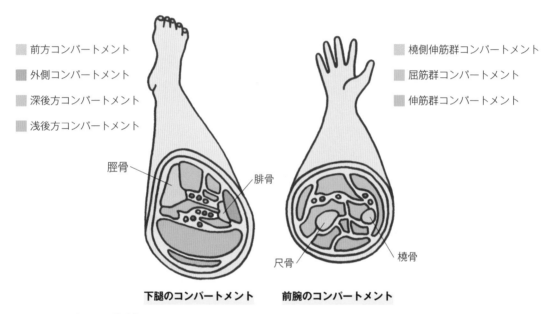

■ 前方コンパートメント
■ 外側コンパートメント
■ 深後方コンパートメント
■ 浅後方コンパートメント

■ 橈側伸筋群コンパートメント
■ 屈筋群コンパートメント
■ 伸筋群コンパートメント

脛骨　　腓骨

尺骨　　橈骨

下腿のコンパートメント　　**前腕のコンパートメント**

✿ フォルクマン拘縮

・コンパートメント症候群を放置すると、フォルクマン拘縮が発生する。

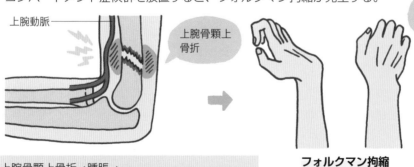

上腕動脈

上腕骨顆上骨折

もとには戻らない症状。絶対に避けたい状態

フォルクマン拘縮

上腕骨顆上骨折→腫脹→
コンパートメント内圧上昇→上腕動脈圧迫→
血行障害→前腕筋群の阻血性壊死、神経の圧迫麻痺

3 骨折と牽引

骨折したらまずは引っ張る

・通常、骨や関節は周囲の筋肉によって引き寄せられた状態となっている。

・骨折が発生すると、筋肉に引っ張られ、その場所で短縮・変形が発生する。

・**引っ張ってもとの位置に戻しておくことで、合併症の発生を抑え、その後の治療をしやすくする。**

● 介達牽引と直達牽引

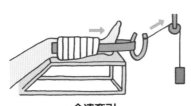

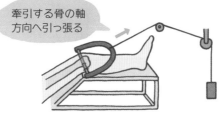

牽引する骨の軸
方向へ引っ張る

介達牽引　　　　　　　　　　直達牽引

	効果（重り）	皮膚障害	目的	骨髄炎の危険性
介達牽引	弱い（軽い）	多い	安静、保持	なし
直達牽引	強い（重い）	少ない	整復	あり

・直達牽引は鋼線を骨に挿入する手間がかかるが、牽引効果が高いうえに皮膚障害が少ないため頻用される。

・骨髄炎の危険があるので、手術する骨を避けて挿入されることが多い。

✿ 頚椎の骨折治療

クラッチフィールド牽引　　ハローベスト

・頚椎骨折の場合は、頭蓋骨への直達牽引が行われる（クラッチフィールド牽引）。当然だが、深く刺すと危ない。

・その状態で保持する装具もある（ハローベスト）。

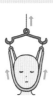

頚椎や腰椎の介達牽引

筋肉や靱帯をほぐす保存治療としての牽引もある

✿ 大腿骨の骨接合術

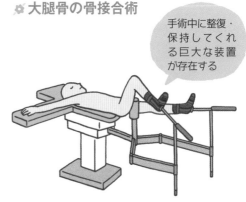

手術中に整復・保持してくれる巨大な装置が存在する

牽引手術台

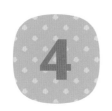

4 観血的整復固定術の種類

ORIF：Open Reduction and Internal Fixation

・皮膚を切開し、血を見ながら（**観血的**）、ずれた骨をもとに戻し（**整復**）、金属で固定する（**固定術**）。
・英語では ORIF：Open（観血的）Reduction（整復）and Internal（内）Fixation（固定）と省略
　されることが多い。

● ピンニング

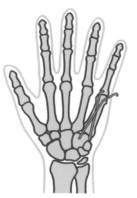

pin＋ing＝
ピンニング。
「刺していく」
ということ

・ピンを挿入して、折れた骨同士を固定する
　方法。
・「骨が折れて傾いた」ような、単純な骨折
　の場合に行われる。
・皮膚切開をしないで、経皮的にワイヤーを
　刺す場合もある。

● スクリュー固定

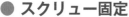

・骨折部をネジのみで留める手軽な方法。
・ピンニング同様、単純な骨折に使用される。
・ネジがあるため骨折部が圧迫され、固定性
　も高い。

● プレート固定

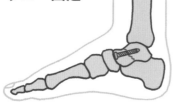

・骨折した部分をプレートとスクリュー
　を使って固定する方法。
・関節近くの面としての支えが必要な骨
　折に使われることが多い。

● 髄内釘固定

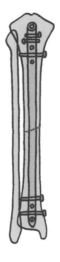

・大腿骨、脛骨、上腕骨などの
　長い骨には土管のように大き
　な空洞（**髄腔**）が存在する。
・そのため、髄腔に金属の棒を
　入れて固定することが可能。
・つるつるの金属の棒なので、
　回旋防止用の横止めネジが挿
　入できる構造になっている。
・細い骨にはキルシュナー鋼線
　を髄腔に挿入し、髄内釘のよ
　うに使用することもある。

● 創外固定

以下の状況で内固定の代わりに
採用される。
①骨が高度に粉砕している。
②開放骨折で感染の危険がある。
③筋肉など周辺組織の挫滅が強
　い。

→

筋肉や皮膚をできるだけ
傷つけずに、骨を大まか
に固定する方法
↓
創外固定

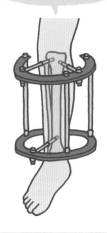

皮膚の外からピンやワイ
ヤーで骨を刺し、皮膚外
で連結固定する

column

● 開放骨折で創外固定が採用される理由

　地震などの災害発生時のライフライン復旧は電気が最速です。電気は、電柱が地表に露出しているため、断線している箇所が目視で確認できるためです（東日本大震災のように発電所自体が損傷を受けなければ……、ですが）。一方、ガス、水道は埋設なので、断裂部位は掘らないとわかりません。損傷部分の発見に、時間がかかるわけです。

　これを骨接合術に置き換えてみると、創外固定はピンが電柱のように皮膚外に出ているので、感染した場合は早期に発見できますし、必要ならそのピンのみ除去も可能です。すなわち、臨機応変な対応が可能です。開放骨折などで合併症が予想される場合、創外固定が採用されるのはこのためです。

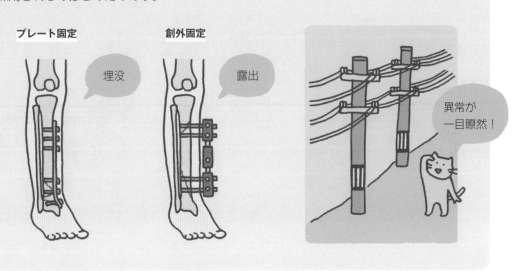

プレート固定　　　　創外固定

埋没　　　　露出

異常が
一目瞭然！

観血的整復固定術の実際

プレート固定を例に、実際の手順を描いてみた

❶ 整復

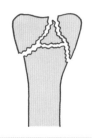

骨折部を整復する

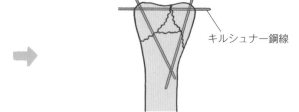

キルシュナー鋼線

ズレないように、キルシュナー鋼線で仮固定

❷ プレートの選択、調整、設置

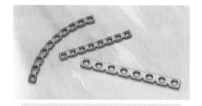

適切な長さのプレートを選択

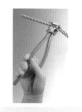

ベンダーでプレートを曲げる

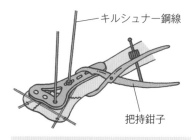

キルシュナー鋼線

把持鉗子

キルシュナー鋼線や把持鉗子を使用し、骨とプレートとをつかんで動かないようにする

❸ ネジの挿入

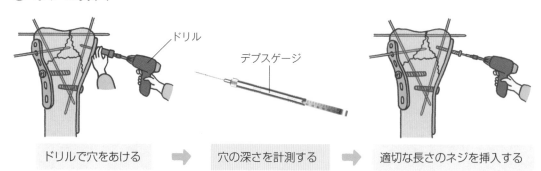

ドリル

デプスゲージ

ドリルで穴をあける

穴の深さを計測する

適切な長さのネジを挿入する

6 キルシュナー鋼線　骨接合の仕事人

● キルシュナー鋼線（Kirschner wire）

・英語ではワイヤーとよばれるだけあって、鋼線だけどよくしなる。

⚙ 構造は単純

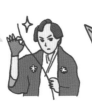

しなって曲がるが、なかなか折れない

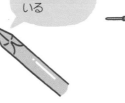

先端は尖っている

・直径 1〜3mm まで 0.5mm きざみで選択可能。
・指の手術用に直径が 1mm 以下のものもある。

ドライバーを使用して骨に刺す

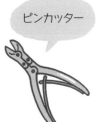

ピンカッター

専用の工具で簡単に切れる

⚙ 用途は無限大

仮固定

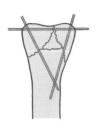

整復後の一時的保持

鋼線締結法

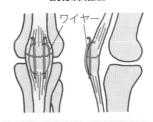

ワイヤー

ワイヤーと併用することで抜けにくくなる

髄内釘

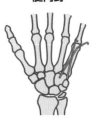

細い骨に使用

皮膚上から挿入し、先端を出したままにしておく
↓
骨癒合したら外来で抜く

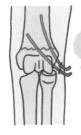

出したまま

経皮的鋼線固定

直達牽引

キルシュナー鋼線に緊張をかけることで、たわみを防ぐことができる

7 スクリューの種類

スクリュー＝ネジ＝螺子

● ネジ山の形状 くらべました

固い皮質骨を強固
に固定

軟らかい海綿骨を
保持

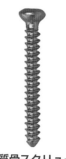

皮質骨スクリュー

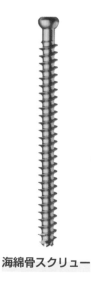

海綿骨スクリュー

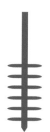

和名	英語名	ネジ山の高さ	ネジの間隔	挿入深度
皮質骨スクリュー	コーティカル・スクリュー	低い	狭い	対側の皮質骨まで
海綿骨スクリュー	キャンセラス・スクリュー	高い	広い	皮質骨の手前まで

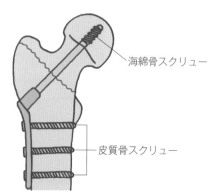

海綿骨スクリュー

皮質骨スクリュー

大腿骨転子部骨折の治療に使われるスクリューたち

・CHS → p.47 には２種類のスクリューが使用されて
いる。
・骨幹部は皮質骨スクリューで対側の皮質を貫いて固定
する。
・大腿骨頭の固定は骨頭内の海綿骨を海綿骨スクリュー
で捉える。

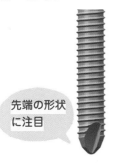

● 先端の形状

先端の形状
に注目

セルフタップ

- **先端に切れこみがある**セルフタップ
  構造のネジは自分で溝を掘りながら
  進むことができる。
- 一方、この構造が備わっていないネ
  ジはタップという別の道具で溝を掘
  ってから挿入する必要がある。

● 本体の構造

通常のスクリュー。
折れにくい

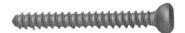

ソリッドスクリュー

中が**空洞である**
ため、**ガイドを
通しながら挿入
が可能**。ただし
強度が劣る

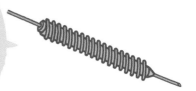

キャニュレイテッド・スクリュー

● ネジ山の長さ

保持力に優れる
が、圧迫はかか
らず、その状態
で固定される

先端にしかネジ山
がないので、山の
ないほうの骨が引
き寄せられ、**圧迫
力**がかかる

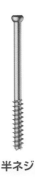

全ネジ　　　　　**半ネジ**

● プレートへの固定方式

ロッキングスクリュー
はスクリューヘッドに
もネジ山があり、最終
的にプレートとネジが
一体化する機構。**固定
性が非常に高い**

ロッキングスクリュー

プレート穴は楕
円形になってお
り、通常のスク
リューとも併用
が可能

● ネジをまわすドライバーの先端の形状

　ドライバーは、マイナス・プラスドライバーが有名です。しかし、整形外科で使用されるネジにはほとんど採用されていません。日曜大工で、ネジ山がつぶれてにっちもさっちもいかなくなったことは誰もが一度は経験があると思います。同様の危険は、骨癒合後、ネジを抜去する整形外科手術にもあります。その危険性をすこしでも減らすために、現時点ではほとんどが六角構造となっています。ドライバーとネジとの接触面積が大きいため、なめる頻度が低くなるのです。

　大昔に挿入されたネジを抜かなければならない場合、挿入時の**記録でそのネジの種類を確認しておくことは最重要事項**です。とくにほかの病院で挿入されたネジは要注意です。後輩にこのような心配をさせないためにも、自身が挿入したネジは、骨癒合が得られたらできるだけ時間をおかずに抜去しておくことが大切です。

　ネジなどの骨内の異物を除去することを、整形外科では抜釘とよびますが「**たかが抜釘、されど抜釘**」と言われるように、油断は禁物です。

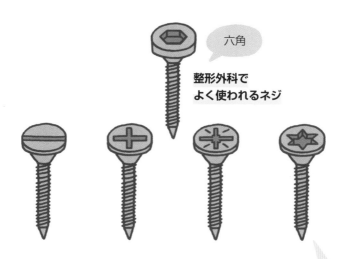

六角

**整形外科で
よく使われるネジ**

最近は星形も出現している。
ドライバーとネジの接触面積が
大きいため、非常になめにくい。
ネジの形状も日々進化している

 **大腿骨近位部骨折** もっとも手術件数が多い骨折

● 大腿骨近位部の解剖

 外観

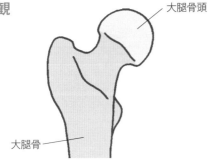

大腿骨頭

大腿骨

断面

皮質骨

海綿骨

軟骨

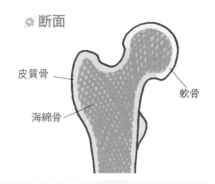

・海綿骨が豊富で、弯曲している。
・骨粗鬆症などで骨強度が落ちた場合、転倒などの軽微な外傷で骨折が発生しやすい。

名称

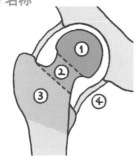

①大腿骨頭
②大腿骨頚部
③大腿骨転子部
④関節包

骨頭への血流

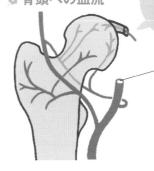

頚部・骨頭を栄養するこれらの血流が骨折で切れると大腿骨頭壊死につながる

→ p.120

大腿深動脈

● 大腿骨近位部骨折の分類

⚙ 骨折の位置により2つの分類が存在する理由

・関節包の中の骨折は血管が切れて血流障害を引き起こし、**骨癒合不全（偽関節）**や**骨頭壊死**を生じることがある。

・骨頭壊死が発生すると、たとえ骨癒合しても骨頭がつぶれてしまい、**変形性関節症**を引き起こす。

・骨頭壊死発生の有無が治療結果に大きく影響するため、骨折の位置によって名称を変えて区別している。

大腿骨近位部骨折
┬ 関節包内：**大腿骨頸部骨折** ➡ **ガーデン分類**（骨頭壊死の発生率をもとに評価）

└ 関節包外：**大腿骨転子部骨折** ➡ **エバンス分類**（骨折部の安定性をもとに評価）

● 大腿骨頸部骨折の分類　ガーデン分類

不全骨折
（途中まで骨折）

完全に骨折しているがズレてない

完全に骨折し、骨頭が傾いたためすき間ができた

完全にズレてしまった

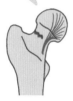
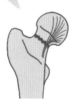
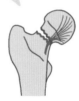

1型　　　　2型　　　　3型　　　　4型

・ステージが上がるにつれ、骨頭壊死の発生頻度が高くなる。
・3、4型の高齢者の場合、骨接合術をあきらめて、人工骨頭置換術を選択することもある。

● 大腿骨転子部骨折の分類　エバンス分類

・①骨折線の方向と②整復状態の2つの要素を加味した分類。

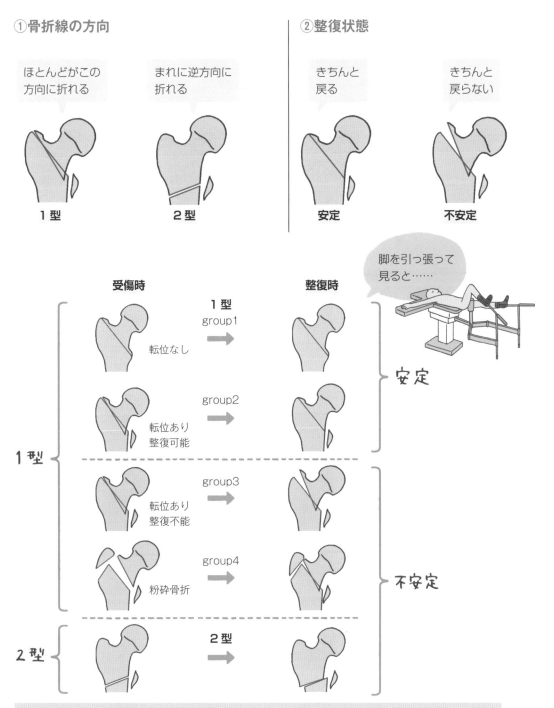

①骨折線の方向

ほとんどがこの方向に折れる
1型

まれに逆方向に折れる
2型

②整復状態

きちんと戻る
安定

きちんと戻らない
不安定

脚を引っ張って見ると……

	受傷時		整復時	
1型	転位なし	1型 group1 →		安定
	転位あり 整復可能	group2 →		
	転位あり 整復不能	group3 →		不安定
	粉砕骨折	group4 →		
2型		2型 →		

不安定型では安定型に比べ、手術の難易度が上がり、術後も再転位や骨癒合不全が起こりやすい

● 大腿骨頚部の骨接合術

・骨折線が**単純**で骨頭先端に近いため、**ネジやピンでそっと固定**する。

・骨折部で回転しないよう最低**2本**入れる。

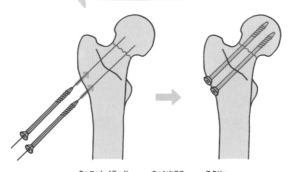

中空（Cannulated）の、海綿骨
（Cancellous）に刺すネジ（Screw）

CCS：Cannulated Cancellous Screw → p.41
キャニュレイテッド　キャンセラス　スクリュー

・中空なのでガイドに沿って挿入が可能。
・半ネジのため、挿入時に骨折部に圧迫
　力がかかる。

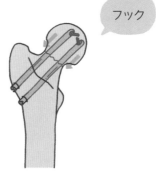

フック

ハンソン　ピン
Hansonn pin

・ピンを挿入した後に先端からフックを出
　して固定できるやや複雑な構造。
・表面が滑らかなため、2本を平行に挿入
　すると、術後、骨折部に圧迫がかかる。

● 大腿骨転子部の骨接合術

・骨折線が**複雑**で根本に近いため、**固定には支えが必要**。

・**プレート**と**髄内釘**の２種類が存在する。

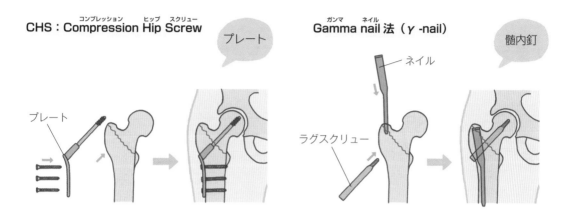

CHS：Compression Hip Screw
コンプレッション　ヒップ　スクリュー

プレート

プレート

Gamma nail 法（γ -nail）
ガンマ　ネイル

髄内釘

ネイル

ラグスクリュー

・両者とも骨頭を固定するスクリューはスライディングできる仕組みになっている。

・術後に骨折部が短縮することがあるので、スライディング機構がないとスクリューは骨頭を突き破ってしまう。

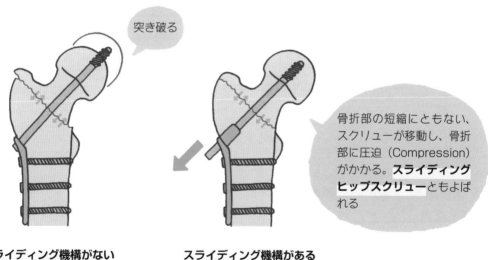

突き破る

骨折部の短縮にともない、スクリューが移動し、骨折部に圧迫（Compression）がかかる。**スライディングヒップスクリュー**ともよばれる

スライディング機構がない　　　**スライディング機構がある**

9 橈骨遠位端骨折 手をつくと危ない

● 受傷機転

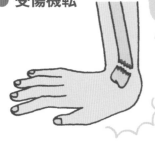

手のひらをついて受傷するコレス骨折がもっとも多い

● 症状

フォーク状変形

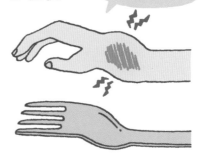

コレス骨折の場合、フォークのように手首が変形する

● 分類

もっとも多い

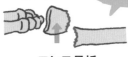

コレス骨折

手関節伸展位で受傷

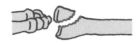

スミス骨折

手関節屈曲位で受傷

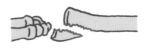

バートン骨折

骨折線が関節内に位置している

● 保存治療　徒手整復→外固定

✿ 徒手整復

助手がしっかり保持

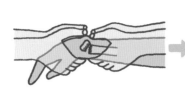 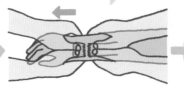 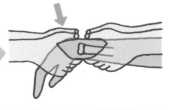

骨折部を見極め、そこに親指を当てる

骨折部の噛み込みを外すために指側に引っ張る

手首を屈曲させ、整復する

✿ 外固定

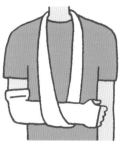

ギプス

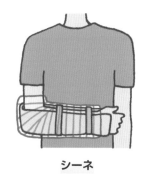

シーネ

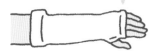

指が動かせるように遠位の固定はＭＰ関節までとする

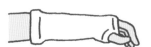

・肘関節を固定することで、回内・回外の動きを制限できる。
・ギプスを巻いた後に手関節が腫れると血流障害、神経麻痺が出現することがあるので、シーネのほうが安全。
・長いシーネを肘でたたみこみ、骨折部の両面を挟み込む方法がよく採用される。
・保存治療で整復や保持がうまくいかないと感じたときは、手術に移行すべし。

● 手術治療

✿ 経皮的鋼線固定術

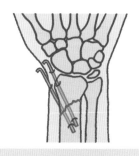

麻酔をかけて徒手整復し、皮膚の上から鋼線を突き刺す

整復や保持が困難な場合

✿ 観血的整復固定術

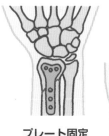

プレート固定

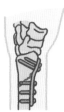

皮膚を切開し、骨を直接つかんで整復し、プレートで固定する

✿ 創外固定

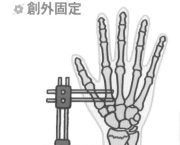

開放骨折など特殊な状態で、とりあえず固定しておいたほうがよい場合に使用する

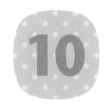 **舟状骨骨折** 見落とさないように注意

● 受傷機転

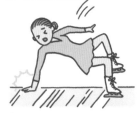

若者のスポーツ中の受傷が半数を占める

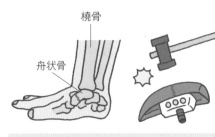

橈骨

舟状骨

手関節過伸展位で強烈に手をつくと、舟状骨が橈骨遠位端に圧迫されて骨折する

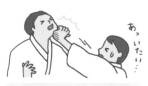

掌底打ちは相手へ大ダメージを与えられるが、本人の舟状骨にもかなり負担がかかっている

● 症状

舟状骨骨折かも…

・橈骨遠位端骨折のように腫れが強くない。
・あまり痛がらない（骨折のずれが小さい場合）。

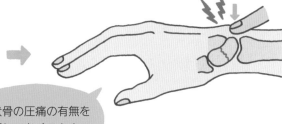

舟状骨の圧痛の有無を確認しておくこと！

✿ 舟状骨はどこにある？

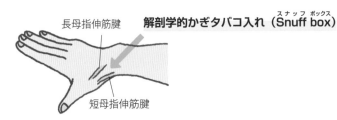

長母指伸筋腱

短母指伸筋腱

解剖学的かぎタバコ入れ（Snuff box）
（スナッフ ボックス）

・じゃんけんパーをさせ、長母指伸筋腱と短母指伸筋腱間に形成されたくぼみ（**解剖学的かぎタバコ入れ**）**の真下に舟状骨が位置する。**
・かぎタバコは着火せずに香りを楽しむタバコで、スナッフともよばれる。ルネサンス期（14〜16世紀）に流行し、このくぼみに入れて吸っていたため、こんなダイレクトな名前になったらしい。

● 診断

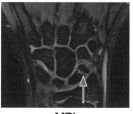

MRI

・骨折が見逃された場合に**偽関節**となって、いつまでも痛みが残ることがある。
・X線撮影を行う場合、手根骨が重なって判別しにくいことがあるので、斜め方向からも撮影を行う。
・X線でよくわからない場合は、骨折がないことをMRIで確認しておいたほうが安心。

● 治療

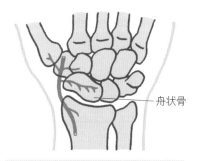

舟状骨

主要血管は末梢から回り込むように走行し、舟状骨の中枢側に血液を送り込んでいる
⇒そのため、中央から中枢端での骨折は中枢部の血流不良となりやすく、しばしば壊死に陥り、**骨癒合が極めて困難**となる

✿ 骨折の位置と血流の様子

偽関節や骨壊死を発生しやすい

結節部骨折

末梢1/3部骨折

中央部（腰部）骨折

中枢1/3部骨折

・中央より中枢での骨折で、偽関節や骨壊死を発生しやすい。
・母指も含めた長期のギプス固定が必要なため、スクリューでの確実な固定が選択されることが多い。

✿ ハーバートスクリュー

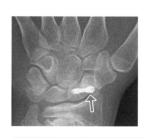

骨折部に圧迫がかかる

中空構造のため、骨折部にガイドを入れた後に挿入可能

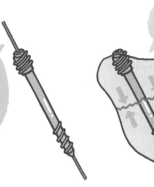

・2カ所のネジ山の幅が異なるため、ネジが進むにつれて骨折部に圧迫がかかっていく。
・小さな骨での固定性と圧迫を可能にした画期的な構造。

11 脊椎の骨折 さまざまな要因で発生

	圧迫骨折	破裂骨折	病的骨折（転移性骨腫瘍）
イメージ	圧迫	破裂	浸食
模式図	椎体の圧迫骨折 **安定**	脊髄を圧迫 破裂骨折 **不安定**	悪性腫瘍 **悪性腫瘍の骨転移**
受傷機転	骨粗鬆症＋転倒などの **軽微な外傷**	墜落など**強い外力**	明らかな外傷のない **原因不明の痛み**
神経麻痺	ほとんど発生しない	発生の**危険あり**	発生の**危険あり**
治療	安静、コルセット装着などの 保存治療	固定 固定術などの手術治療	化学療法などの 原発巣に対する治療

くくって覚えよう

12 名前の付いた骨折

● **ボクサー骨折**　第4・5中手骨頚部骨折

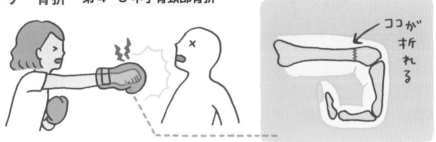

● **投球骨折、腕相撲骨折**　上腕骨骨幹部らせん骨折

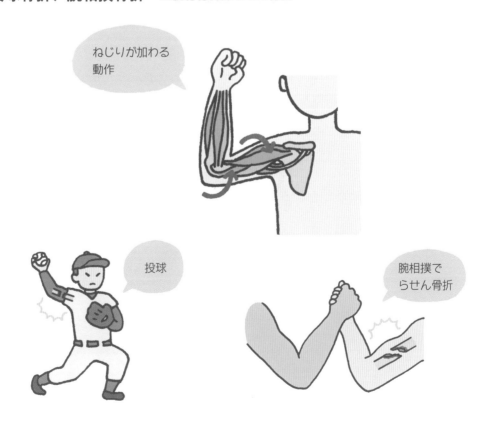

● ダッシュボード損傷　股関節後方脱臼骨折

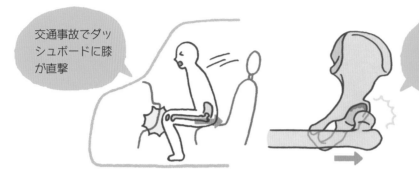

交通事故でダッシュボードに膝が直撃

その衝撃で大腿骨頭が後方へ脱臼する。しばしば、臼蓋の骨折をともなう

● 行軍骨折　中足骨疲労骨折（第2、3中足骨骨幹部に多い）

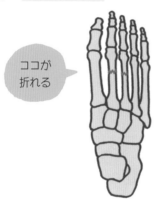

ココが折れる

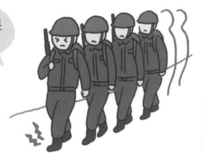

行軍。軍隊が隊列を組んで長距離を行進・移動すること

重い荷物を持って、長距離歩行を強要されると、骨折することがある

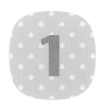

1 脊椎の解剖

脊椎＝骨、脊髄＝神経

脊＝背中、椎＝骨、髄＝神経

脳→脊髄→末梢神経

脊髄は脳と連続する中枢神経で、各椎から末梢神経の枝を出す

脊髄は骨の中を通ることで守られている

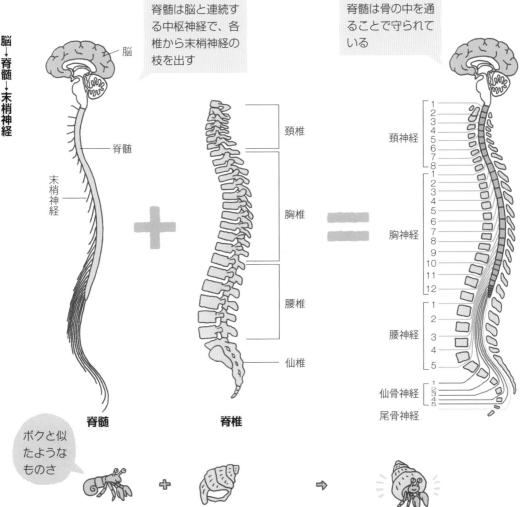

脳

脊髄

末梢神経

脊髄

頚椎

胸椎

腰椎

仙椎

脊椎

頚神経 1 2 3 4 5 6 7 8

胸神経 1 2 3 4 5 6 7 8 9 10 11 12

腰神経 1 2 3 4 5

仙骨神経 1 2 3 4 5

尾骨神経

ボクと似たようなものさ

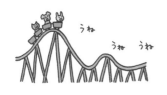

- 脊椎はジェットコースターのようにうねっている。
- 頚椎は前弯、胸椎は後弯、腰椎は前弯。

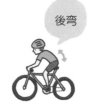

後弯

前弯

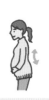

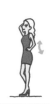

妊娠したり、ハイヒールを履くと腰椎は前弯する

✿ 脊椎の骨

頚椎（C）Cervical	7個
胸椎（T）Thoracic	12個
腰椎（L）Lumbar	5個
仙骨（S）Sacrum と尾骨	

✿ 呼び方

第4頚椎（頚神経）C4

第7胸椎（胸神経）T7

第5腰椎（腰神経）L5

✿ 脊髄から出ている神経（神経根）

頚神経	（C）	8本
胸神経	（T）	12本
腰神経	（L）	5本
仙骨神経	（S）	5本

・第1頚椎と頭蓋骨の間（第1頚椎の頭側）から出る神経根が第1頚神経となる。

・したがって頚神経のみ、椎体（7つ）＋1＝神経根（8本）となる。

● 神経根は骨の隙間から出ていく

・椎間板が飛び出して脊髄や神経根を圧迫→**椎間板ヘルニア** ➡ p.61 。

・骨が変形して脊髄や神経根を圧迫　　→**脊柱管狭窄症** ➡ p.66 。

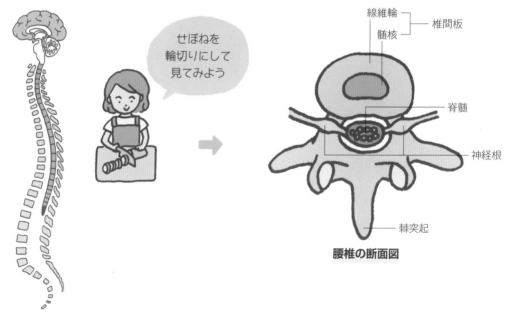

せぼねを
輪切りにして
見てみよう

線維輪
髄核 ──椎間板

脊髄

神経根

棘突起

腰椎の断面図

● 環軸椎（第1〜2頸椎）の構造　第1頸椎＝環椎、第2頸椎＝軸椎

・環軸椎は特殊な構造で、頭部の回旋を
　可能にしている。
・車軸関節。
・環軸椎は靱帯だけで固定されている。

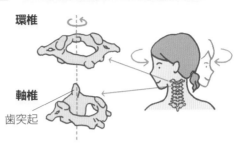

環椎

軸椎

歯突起

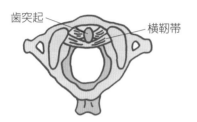

歯突起

横靱帯

軸椎の歯突起が環椎の横靱帯で保持されて回旋する

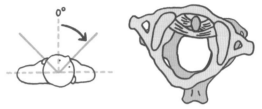

0°

頭を右に向けたときの環椎の動き

● 環軸椎に起こる疾患

✿ 環軸椎亜脱臼（不安定な病態）

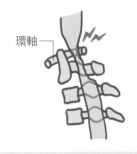

環軸

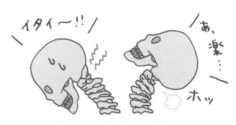

イタイ〜!!

あ、楽…ホッ

後屈すると圧迫が解消される

・関節リウマチなどで、環軸椎を固定している横靱帯が切れたり、ゆるんだりすると、
　首を前屈させたときに環椎が前方へずれることによって脊柱管が狭くなる。
・Ｘ線では環椎と歯突起間の距離が大きくなる。

✿ 環軸椎回旋位固定（固定してしまった病態）

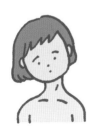

・回旋位で環軸椎が亜脱臼してしまい、
　もとに戻らなくなってしまった状態。
・歯突起がまだ小さく、周囲の組織が軟
　らかいこどもに発生することがある。

● 腰椎穿刺でみる腰椎と脊髄の関係

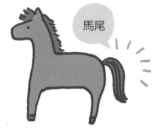

馬尾

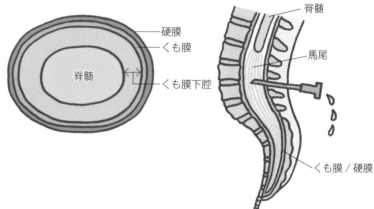

硬膜
くも膜
脊髄
くも膜下腔

脊髄
馬尾
くも膜／硬膜

・脊髄は第1腰椎（L1）で終了する。
・そこから先は末梢神経の枝が糸状に出ており、馬の尻尾に似ていることから**馬尾**とよばれる。

・脊髄液は膜（軟らかいくも膜と硬い硬膜）に囲まれた空間（くも膜下腔）に貯留し、脊髄は脊髄液に漬かっている。
・腰椎麻酔や脊髄造影検査で針を刺すのはこの場所。

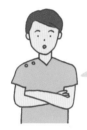

腰椎穿刺はルンバールとよくいわれますが、これは腰椎＝Lumbar（ルンバール）からきています

✿ヤコビー線　**腰椎穿刺を行うときの目安となる**

・骨盤と腰椎の位置関係は決まっている。
・体表から判別可能な腸骨上縁を結んだヤコビー線は、第4～5腰椎の間を通る。

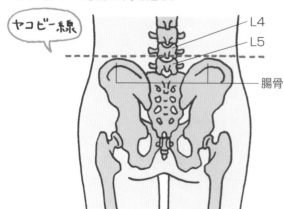

ヤコビー線

L4
L5
腸骨

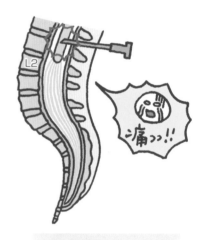

L2

痛っっ!!

針を刺す場合は第2腰椎よりも下で行わないと、脊髄に刺さってしまう危険性が高まる

● デルマトーム デルマト dermato は、英語で「皮膚の」という意味

・脊髄から出た神経根は皮膚の表面に到達する。

・それぞれの神経支配の領域を人体の表面に描いたものを**デルマトーム**という。

立った状態で頭部から足先にかけて順に見ていくと、お尻が S（仙骨神経：■）で脚が L（腰神経：■）支配であり、すこしわかりにくい

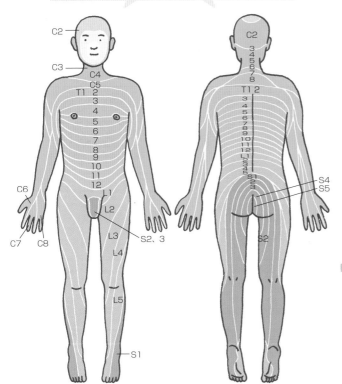

よつんばいになった状態で横から見直すと、脊髄の順序どおり（C→T→L→S）に並んでいることがわかる

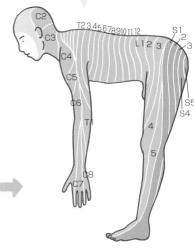

脊髄のもっとも下位の神経は肛門に分布するのだ！

✿ 覚えておきたい神経とその支配領域はコレ

C6　…親指
T4　…胸
T6　…剣状突起
T10　…おへそ
L1　…鼡径部
L4　…下腿内側
L5　…下腿外側
S　…おしり

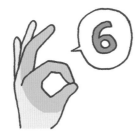

**OK サインで 6 に見える部分
（母指と示指あたり）は C6 支配**

後は前屈しながら
自分の体で考えてみて

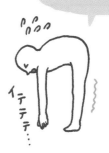

イテテテ…

● 整形外科領域の神経はそんなにむずかしくない

・整形外科の神経領域は苦手な人が多いが、**神経全体から考えるともっとも単純！**

・自律神経や脳神経は非常に複雑で、まだ解明されていない点も多々あって、むずかしい……。

・整形外科では中枢神経である脊髄と、そこから出た末梢神経である体性神経が支配する動きや痛みを理解すればOK！

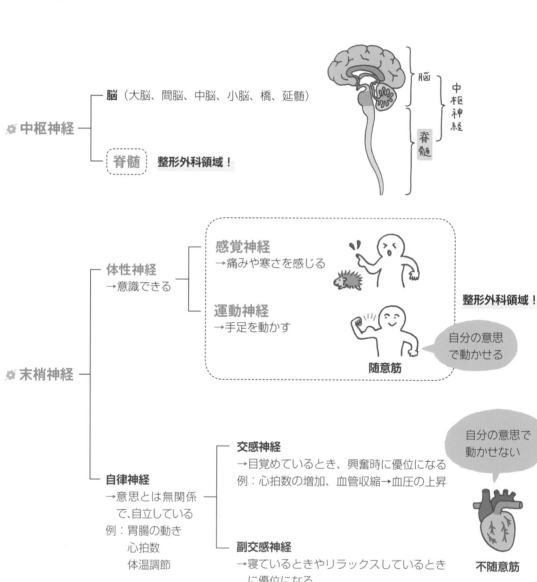

✿ **中枢神経** ── **脳**（大脳、間脳、中脳、小脳、橋、延髄）

　　　　　　└ **脊髄**　**整形外科領域！**

✿ **末梢神経** ──

体性神経
→意識できる

感覚神経
→痛みや寒さを感じる

運動神経
→手足を動かす

整形外科領域！

自分の意思
で動かせる

随意筋

自律神経
→意思とは無関係
で、自立している
例：胃腸の動き
　　心拍数
　　体温調節

交感神経
→目覚めているとき、興奮時に優位になる
例：心拍数の増加、血管収縮→血圧の上昇

副交感神経
→寝ているときやリラックスしているとき
　に優位になる
例：心拍数の低下、血管拡張→血圧の低下

自分の意思で
動かせない

不随意筋

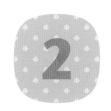

2 椎間板ヘルニア

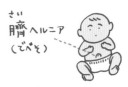

臍ヘルニア
（でべそ）

● ヘルニアの意味

・臓器や組織が本来あるべきところから**外にはみ出てしまう状態**。

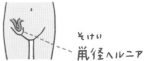

鼠径ヘルニア

「おまえの母ちゃん、でーべそ」は「母親の腸が出てる」と
いうことになり、医者になって振り返るとすこし引きます

● 椎間板の構造　椎間板＝線維輪＋髄核

あんこがこぼ
れ落ちる！

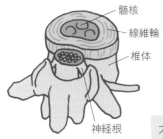

髄核
線維輪
椎体
神経根

髄核はゼリー状

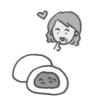

大福の皮が線維輪、
あんこは髄核に相当
する

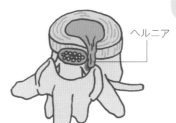

ヘルニア

・髄核が脱出した状態（ヘルニア）。
・脱出した髄核が神経を圧迫する。

● 椎間板の機能　クッションの役割

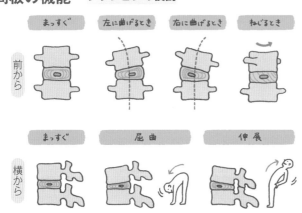

まっすぐ　左に曲げるとき　右に曲げるとき　ねじるとき

前から

まっすぐ　屈曲　伸展

横から

・椎間板は椎体の間に存在し、クッションの役割を果たしている。
・屈曲（前にかがむ）、伸展（反らす）、ねじるなどの動作を可能にしている。

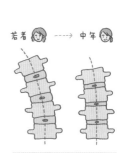

若者 ----> 中年

加齢とともに椎間
板は薄く・硬くな
るため、動きが制
限されていく

● 誘発しやすい姿勢　椎間板の変性＋負荷→髄核の脱出＝椎間板ヘルニア

×

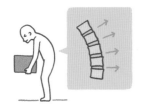

○
よっこらせ…

立ちますよー

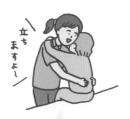

腰が曲がると負担がかかる

物を持ち上げるときも、腰を入れた姿勢だと椎間板に均等に圧がかかり、ヘルニアになりにくい

立ち仕事や物を持ち上げる職業の人は注意！

☕ 直立の姿勢を 100 とした場合の腰の負担度の比較（単位 %）

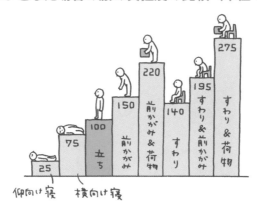

仰向け寝　横向け寝

寝ているときと比較すると
立っているだけで **4 倍**
前かがみになると **6 倍**
物を持ち上げると **9 倍**近い負荷が椎間板にかかる。

NACHEMSON. The Lumbar Spine An Orthopaedic Challenge. Spine. 1（1）. 1976, 59-71. より

● 好発部位　動きが大きい箇所に発生しやすい

・腰椎では **L4/5 に好発**。

・頚椎では **C5/6 に好発**。

・胸椎は少ない。

・頚椎と腰椎は可動域が大きい。

・頚椎 7 個、胸椎 12 個、腰椎 5 個なので、同じ角度に傾いても、1 つの椎間板の負担は頚椎・腰椎が胸椎に比べて圧倒的に大きい。

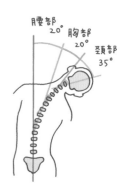

腰部 20°　胸部 20°　頚部 35°

● ヘルニアで圧迫される神経根　神経と椎間板の位置関係

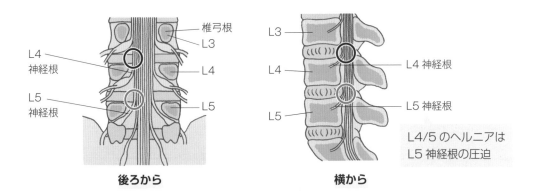

後ろから　　　　　　　　　　　　**横から**

L4/5 のヘルニアは
L5 神経根の圧迫

・**神経根は椎弓根の下をくぐる**ように走行しており、その付近では神経の可動
　性が乏しくなる。
・したがって、ヘルニアによる圧迫の影響を受けやすい。
・L4/5 の椎間板ヘルニア（○）では L5 神経根が圧迫される。
・L3/4 の椎間板ヘルニア（○）では L4 神経根が圧迫される。

● 神経の圧迫位置とその症状

障害神経根	L4	L5	S1
ヘルニア高位	L3/4	L4/5	L5/S1
腱反射	膝蓋腱反射		アキレス腱反射
感覚領域			
支配筋 （実際の動き）	・大腿四頭筋 **（膝の伸展）**	・長母趾伸筋 ・長趾伸筋 **（足趾の伸展）**	・下腿三頭筋 ・長母趾屈筋 ・長趾屈筋 **（足関節の底屈、足趾の屈曲）**
評価の方法 ➡ p.127	大腿神経伸展テスト （FNS テスト）	下肢伸展挙上テスト （SLR テスト）	

● 保存治療

・安静、消炎鎮痛薬、コルセット、神経ブロックなどが行われる。

・ヘルニアが髄核から離れすぎると**自然吸収されることがある。**

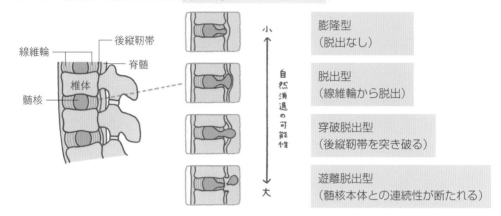

線維輪
後縦靱帯
脊髄
椎体
髄核

小
自然消退の可能性
大

膨隆型
（脱出なし）

脱出型
（線維輪から脱出）

穿破脱出型
（後縦靱帯を突き破る）

遊離脱出型
（髄核本体との連続性が断たれる）

● 手術治療

・筋力低下、膀胱・直腸障害が発生している場合は**緊急手術。**

・時間が経つと手術しても回復しない。

・手術では、骨を一部削って、ヘルニアを摘出する。

✿Love法 （ラブ）

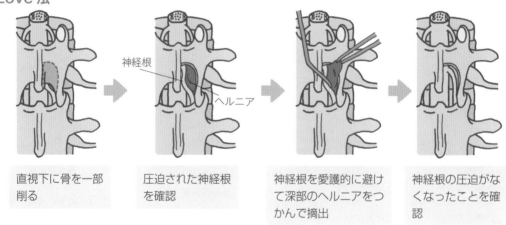

神経根
ヘルニア

直視下に骨を一部
削る

圧迫された神経根
を確認

神経根を愛護的に避け
て深部のヘルニアをつ
かんで摘出

神経根の圧迫がな
くなったことを確
認

✿鏡視下手術

・ラブ法と同様の操作を
差し込んだ20mm弱
の筒の中で行う。

・傷跡は小さいが、難易
度が高い術式。

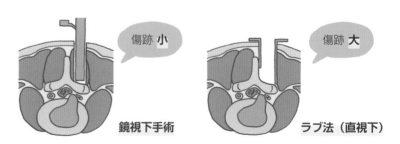

傷跡 小

傷跡 大

鏡視下手術

ラブ法（直視下）

● 整形外科にかかわると腰痛症になる？

整形外科病棟の看護師さんや整形外科医に多いのが、腰痛症です。患者さんを抱えたり、毎日のように手術を実施していると当然のごとく発生しやすくなります。

実際、コルセットをつけて勤務し、ヨガに通われている看護師さんもいました。また、腰痛の患者さんを診察しつつ、仕事が終わると、行きつけのマッサージ師さんのお世話になっている医師の先輩も知っています。

看護師は自ら腰痛体操を体験し、医者は西洋医学の限界を感じながら治療を行っているのです。せっかく、整形外科に勤務することになったわけですから、装具、理学療法などを幅広く勉強し、自身の生活に組み込んでみると人生の幅が出てくるかもしれませんよ。

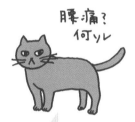

基本的に4足歩行動物は腰痛が少ない

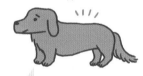

ミニチュアダックスフンドは、胴が長いため、4本足にもかかわらず、背骨に負荷がかかりやすく、椎間板ヘルニアを発症しやすい

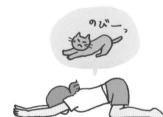

2本足で立ち上がったために腰痛に悩む人間は猫のポーズで予防

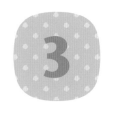

3 脊柱管狭窄症

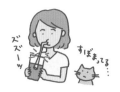

● 名称の由来

・**狭窄…すぼまって狭いこと**（例：僧帽弁狭窄症、頚部動脈狭窄症）。

● 脊柱管の構造　　脊柱管＝骨、関節、靭帯、椎間板に囲まれた管

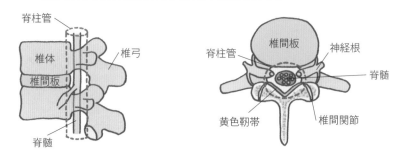

● 病態　　脊柱管が狭くなり（狭窄）、神経を圧迫した状態

・脊柱管が狭くなる要因は骨棘、肥厚した黄色靭帯、椎間板の膨隆、椎間関節の肥厚などさまざま！

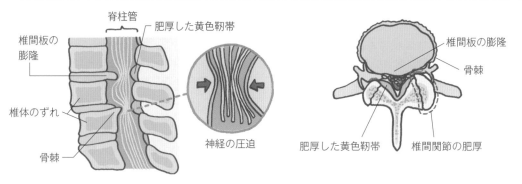

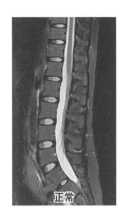

正常

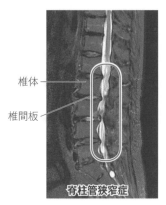

脊柱管狭窄症

MRI では神経がこのように写る

● 脊柱管狭窄症の症状

✿ 間欠性跛行

歩き続けることで下肢全体がしびれてくるが、前かがみで休むと回復する

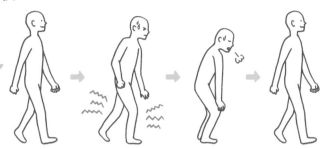

✿ 姿勢による脊柱管の状態

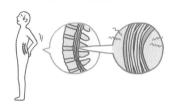

立っている（腰椎の前弯）と脊柱管が狭くなって、つらい！

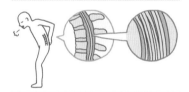

前かがみ（腰椎の後弯）で脊柱管が広くなって楽！

自転車やカート歩行は前かがみになるので可能

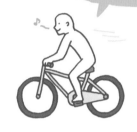 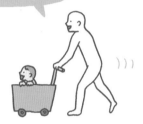

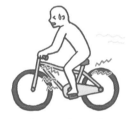 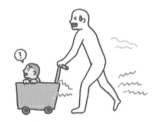

閉塞性動脈硬化症などによる跛行では姿勢による改善はみられないので注意！

● 保存治療

・安静、消炎鎮痛薬、コルセット、神経ブロックなどが行われる。
・Williams 型装具（腰椎部の後屈・側屈を制限するが、前屈は制限しない）。
ウィリアムス
・Williams 体操（腰椎部の前屈を中心とした柔軟および筋力増強訓練）。

ウィリアムス体操

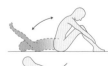
寝転んだ状態から起き上がる

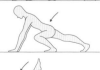
手をついて、腰を入れる

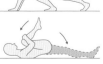
寝転んだ状態から膝を抱える

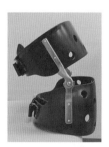

ウィリアムス型装具（前屈）

手術治療は ➡ p.74 を参照

くくって覚えよう

4 脊椎分離症/分離すべり症

● 脊椎の構造　脊椎＝椎体＋椎弓＋棘突起

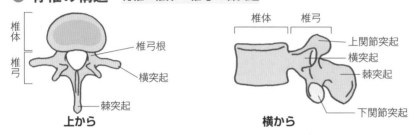

上から

横から

● 分離症　わんこを探せ！

・椎弓に亀裂が入る疾患。
・腰痛などの症状のみの
　ことが多い。

分離部（椎弓での上関節突起と下関節突起の間）

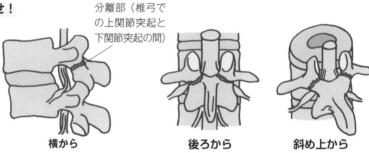

横から　　　　後ろから　　　　斜め上から

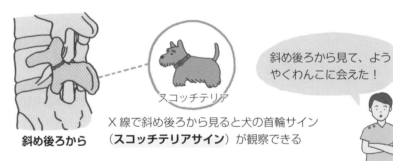

斜め後ろから

X線で斜め後ろから見ると犬の首輪サイン（**スコッチテリアサイン**）が観察できる

スコッチテリア

斜め後ろから見て、ようやくわんこに会えた！

● 分離すべり症
分離症がひどくなったもの

・分離症に加え、椎体が前方へ移動し
　（すべり）、亀裂が広がった状態。
・脊髄や神経根が圧迫され、下肢神経症
　状をともなうことがある。

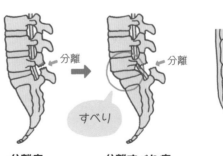

分離症　　　　分離すべり症　　　変性すべり症

分離が明らかではない変性すべり症も存在する。加齢による椎間板や椎間関節の変性によって異常可動性が生じ、前方へ移動した（すべった）状態と考えられている

くくって覚えよう

5 後縦靭帯骨化症と 黄色靭帯骨化症 まとめました

● 靭帯が骨化する

・脊椎はそれぞれ椎間関節で連結され、靭帯で補強されている。

・椎体後縁を縦につなぐ**後縦靭帯**、椎弓を縦につなぐ**黄色靭帯**は脊髄周辺に位置している。

・これらの靭帯が骨化して太くなってしまうと、神経を圧迫し治療が必要になることがある。

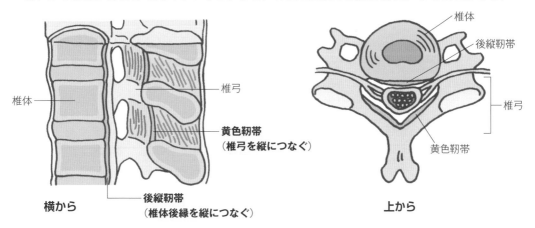

● 病態

・**後縦靭帯骨化症**⇒頚椎〜胸椎にみられる。頚髄が圧迫されるため、頚部の脊椎症と同様の症状が出現する。

・**黄色靭帯骨化症**⇒胸椎〜腰椎にみられる。胸腰椎部の脊椎症と同様の症状が出現する。

・治療法は各部位の脊椎症と同じ → p.74。

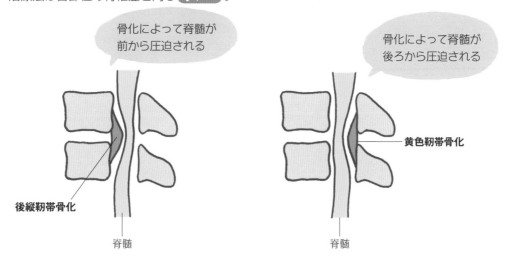

6 脊髄の運動神経支配

● 脊髄損傷では損傷した脊髄レベル以下の運動麻痺が発生！

・**脊髄レベルごとの運動神経支配を覚えておくことが超大事！**

　⇒頭に入れておくことで、徒手筋力テスト（MMT）による**脊髄損傷レベルの推測が可能になる。**

・麻痺高位は残存するもっとも高い脊髄レベルで表記される。

　⇒手関節の背屈が可能（C6）だが、肘関節の屈曲（C5）ができない＝ C6 レベルの脊髄損傷。

・整形外科の神経領域では感覚と運動は対をなしており、本項目はその運動神経支配編。

・感覚支配に関してはデルマトームを参照 ➜ p.59 。

✿ 脊髄レベルごとの運動神経支配

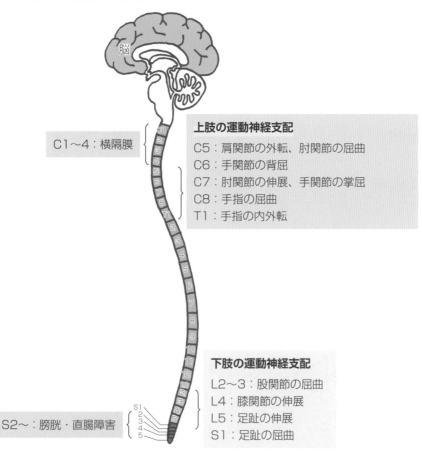

脳

C1〜4：横隔膜

上肢の運動神経支配

C5：肩関節の外転、肘関節の屈曲

C6：手関節の背屈

C7：肘関節の伸展、手関節の掌屈

C8：手指の屈曲

T1：手指の内外転

下肢の運動神経支配

L2〜3：股関節の屈曲

L4：膝関節の伸展

L5：足趾の伸展

S1：足趾の屈曲

S2〜：膀胱・直腸障害

上肢の運動神経支配

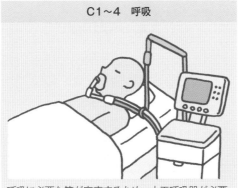

C1～4　呼吸

呼吸に必要な筋が麻痺するため、人工呼吸器が必要。

可動域 MMTの実際	C5　肩関節の外転、肘関節の屈曲

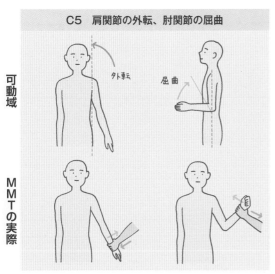

C5　肩関節の外転、肘関節の屈曲

外転　屈曲

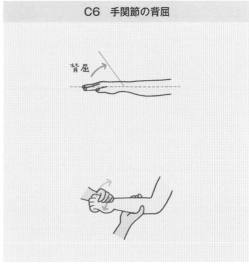

C6　手関節の背屈

背屈

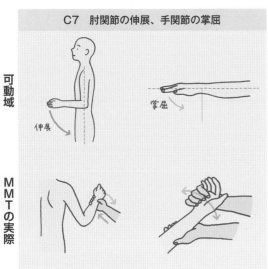

C7　肘関節の伸展、手関節の掌屈

伸展　掌屈

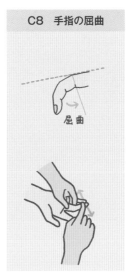

C8　手指の屈曲

屈曲

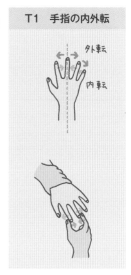

T1　手指の内外転

外転　内転

→：検者が力を加える方向
→：患者が運動する方向

下肢の運動神経支配

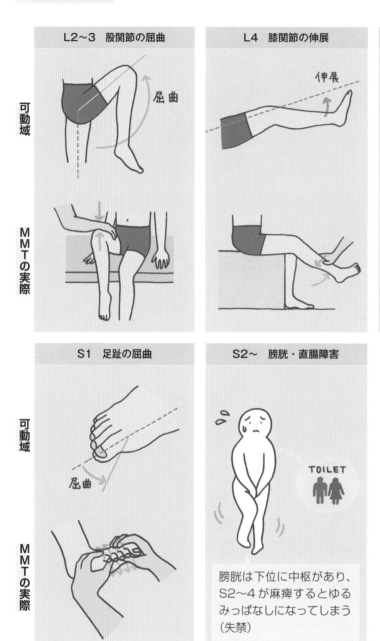

可動域

L2〜3　股関節の屈曲

屈曲

L4　膝関節の伸展

伸展

L5　足趾の伸展

伸展

MMTの実際

S1　足趾の屈曲

屈曲

S2〜　膀胱・直腸障害

TOILET

膀胱は下位に中枢があり、S2〜4が麻痺するとゆるみっぱなしになってしまう（失禁）

● 頚髄の運動神経支配の覚え方 森のゴリラと遭遇編

歌ってみよう

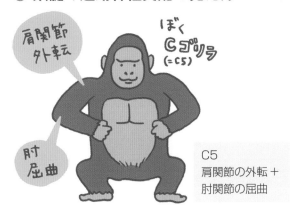

肩関節外転
ぼくCゴリラ(=C5)
肘屈曲

C5
肩関節の外転 ＋
肘関節の屈曲

ある〜日、ゴリラに出会った♪

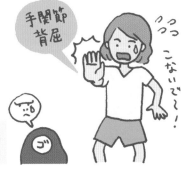

手関節背屈

つっ こないで〜！

ゴ

C6
手関節の背屈

来るんじゃないよ、怖いから〜

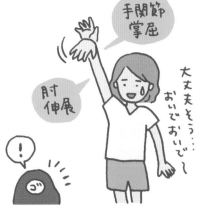

手関節掌屈
肘伸展

大丈夫そう…
おいでおいで〜

！
ゴ

C7
肘関節の伸展 ＋
手関節の掌屈

やっぱりおいでよ！ ゴリラくん

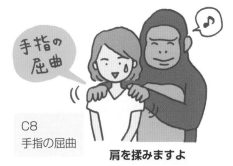

手指の屈曲

♪

C8
手指の屈曲

肩を揉みますよ

どおおおん
えーっ
やっぱこわいっ
あっちいって
ごめえぇんっ

手指の外転

T1
手指の外転

やっぱり怖い！ あっち行け！

7 脊椎の手術　　除圧術か固定術か

・神経圧迫の原因によって、除圧術か固定術のどちらかを選択する。**併用されることも多い。**

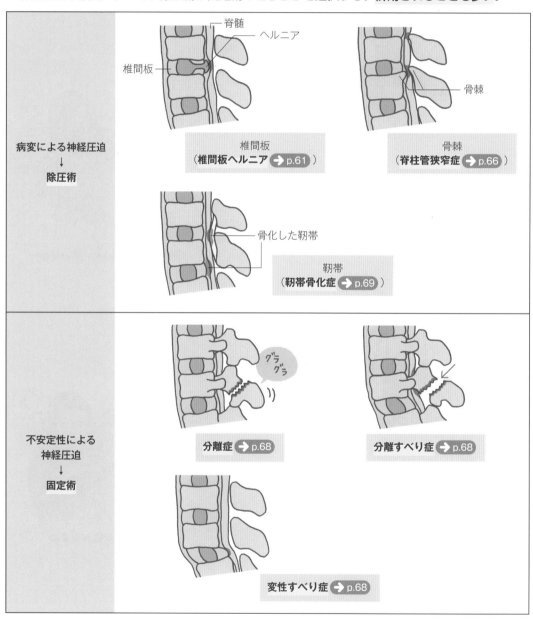

● 除圧術　後方の骨を削り、圧迫状態を改善する手術

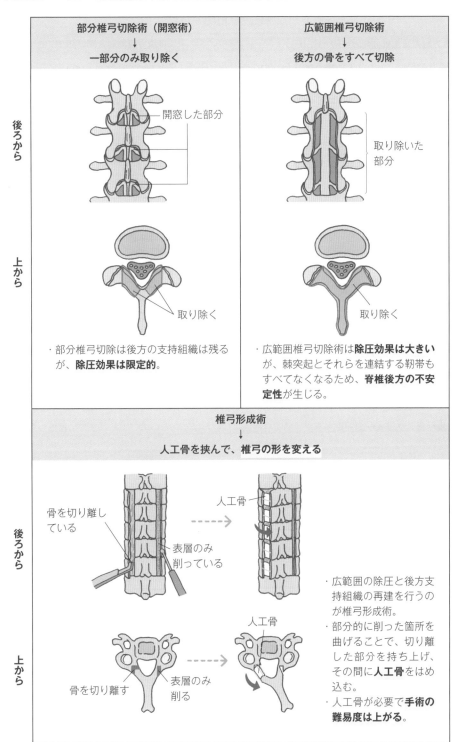

部分椎弓切除術（開窓術）
↓
一部分のみ取り除く

広範囲椎弓切除術
↓
後方の骨をすべて切除

後ろから

上から

開窓した部分

取り除く

取り除いた部分

取り除く

・部分椎弓切除は後方の支持組織は残るが、**除圧効果は限定的。**

・広範囲椎弓切除術は**除圧効果は大きい**が、棘突起とそれらを連結する靭帯もすべてなくなるため、**脊椎後方の不安定性**が生じる。

椎弓形成術
↓
人工骨を挟んで、椎弓の形を変える

後ろから

上から

骨を切り離している

人工骨

表層のみ削っている

骨を切り離す

表層のみ削る

人工骨

・広範囲の除圧と後方支持組織の再建を行うのが椎弓形成術。
・部分的に削った箇所を曲げることで、切り離した部分を持ち上げ、その間に**人工骨**をはめ込む。
・人工骨が必要で**手術の難易度は上がる。**

● 固定術　不安定性に対して脊椎の前方または後方部分を固定する手術

・移植骨が癒合するまで、金属で支える。**除圧術が併用**されることが多い。

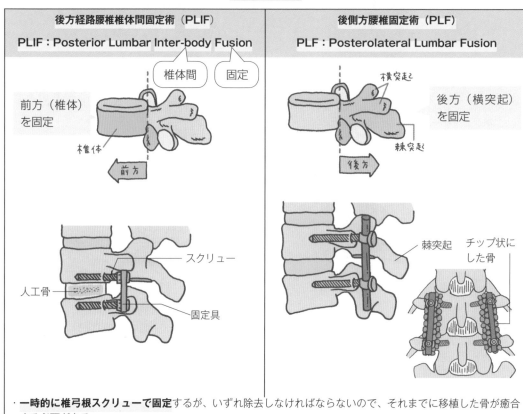

後方経路腰椎椎体間固定術（PLIF） PLIF：Posterior Lumbar Inter-body Fusion	後側方腰椎固定術（PLF） PLF：Posterolateral Lumbar Fusion
椎体間　固定 前方（椎体）を固定 椎体 前方 スクリュー 人工骨 固定具	横突起 後方（横突起）を固定 棘突起 後方 棘突起　チップ状にした骨
・**一時的に椎弓根スクリューで固定**するが、いずれ除去しなければならないので、それまでに移植した骨が癒合する必要がある。 ・移植骨は本人の骨盤から採取する。	
・脊椎の**前方で固定**するのが、椎体間固定術（PLIF）。 ・椎体間固定術では椎間板を除去した場所に骨を置く。	・脊椎の**後方で固定**するのが、後側方固定術（PLF）。 ・後側方固定術は後方の横突起などの皮質骨を除去し、海綿骨を露出してチップ状にした骨を置く。

⚙ 手術で使うスクリュー　椎弓根スクリュー（ペディクルスクリュー）

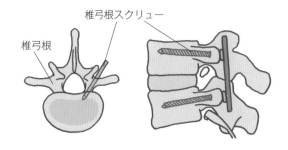

椎弓根スクリュー
椎弓根

・椎弓根を通して椎体へスクリューを挿入。
・脊柱管に差し込むと神経を巻き込んでしまう。

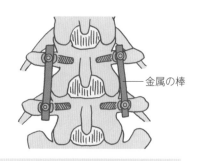

金属の棒

・スクリュー同士を金属の棒でつないで固定できるようになっている。

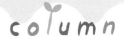

● この処置は本当に正しいのか？

　整形外科医として働いて 30 年。本コラムでは、私が研修医時代に先輩から指示され盲目的に実施していたが、現在はまったく行われていない処置について考えてみます。

✿ 術創の消毒

昔　：イソジン®で毎日消毒

今　：消毒しない

理由：イソジン®が創傷治癒を阻害することが判明

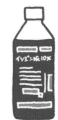

> 　イソジン®の殺菌力は細菌にだけ有効なのではなく、生体細胞全般に分け隔てなく作用し、傷を治癒させるために必要な細胞も殺してしまう。創処置の専門である形成外科医は口をそろえて、「イソジン®は毒！」と言い放ち、使用しません。土日も病院に出向き、術後の患者さんに毎日イソジン®を塗り続けていた私にとっては衝撃の発言でした。

✿ 傷の環境

昔　：吸湿性のガーゼを塗布し、滲出液を吸い取り、毎日交換

今　：ラップなどで密閉してそのままにしておく

理由：乾燥させると傷の修復を担当する細胞も死んでしまう

> 　幼少期は半ズボンのまま転倒し、つねに膝に擦り傷を作っていました。傷の修復過程を自身の身体で観察していた私は、「乾燥→かさぶた形成→かさぶたの下が上皮化→かさぶたがとれる→完治」と信じていました。あれは、表層を保護するために仕方なくかさぶたという外壁を形成していただけで、人工被覆材があれば、もっと早く治っていたんですね。

いまだに「乾燥させると良い」イメージがあることを感じさせられる製品が存在する

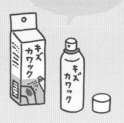

⚙ 術前の手洗い

①薬剤

昔　：イソジン®

今　：アルコール

理由：アルコールのほうが殺菌効果が確実であることが判明

②手洗い方法

昔　：ブラシで 10 分以上こする

今　：手もみ

理由：硬いブラシでこすることで皮膚に細かい傷ができ、そこに細菌が定着する

③洗い流し

昔　：滅菌水

今　：水道水

理由：除菌効果に差がないことが判明

ブラック・ジャックにあこがれて外科医になったが、手洗いでつまずく…

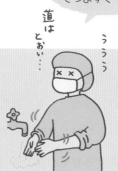

　研修医のころは、上司による手洗い監視が行われていました。ブラシを高速、かつ強めに動かし、「懸命に洗っています」を体全体で表現していました。また、人工関節手術の際は手洗い後、イソジン®を手に塗り付け、乾燥させた後、そのまま手袋をはめるという決まりがありました。手術が終わり、手袋を外すと、汗で希釈されたイソジン®が床に飛び散っていました。手にとっては滝に打たれるくらいの荒行でした。

　また、「水道水で手洗いして良い」と聞いたときは、日本の上水道レベルの高さに感心したものですが、諸外国では以前から水道水を使用していたという事実を聞いた時点で帳消しになりました。手洗い用滅菌水は塩素を含まないため、きちんとした設備管理を実施していないと微生物汚染を受けやすいという問題点もあったようです。

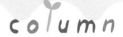

✿ 人工関節術後の抗菌薬投与期間

昔 ：1 週間

今 ：術中投与のみ。または術後 1〜2 日

理由：術後投与に感染予防の効果は認められないことが判明

　30 年前は研修医のお仕事に、術後の抗菌薬点滴投与がありました。人工関節術後は 1 週間にわたり、朝夕の計 14 回の連続投与です。回数を重ねるごとに上手になっていきますが、同じ血管に繰り返し刺すと壁が固くなり、入れにくくなります。初回の点滴時に刺せそうな血管を見つけ出し、ローテーションを組みます。先発投手の登板を決めるプロ野球監督の気持ちです。うまく入らないと、ローテーションは狂い、条件は加速度的に悪くなっていきます。2 回以上の刺し直しは、後半に向けてチームを窮地に追い込むことになるので、冷静な対応が求められます。

　最終日は、患者さん、主治医のお互いが健闘を称えあう感じになります。退院時の一番の思い出が術後の点滴という患者さんもいて、本末転倒感はぬぐえません。

　「術後に抗菌薬を投与しなくても感染率は変わらなかった」という論文を目にしたときは、研修医のころの状況が走馬灯のように思い出され、気づいたら床に両膝をついて天を仰いでいました。最近は、国内でも人工関節術後 1 週間以内で退院させる病院も出てきています。点滴で 1 週間格闘していた 30 年前と比べると、まさに隔世の感があります。

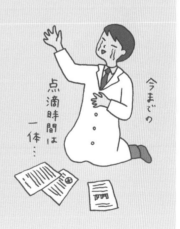

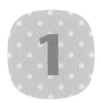 # 肩関節の解剖　　肩の動きは肩甲帯での複合運動

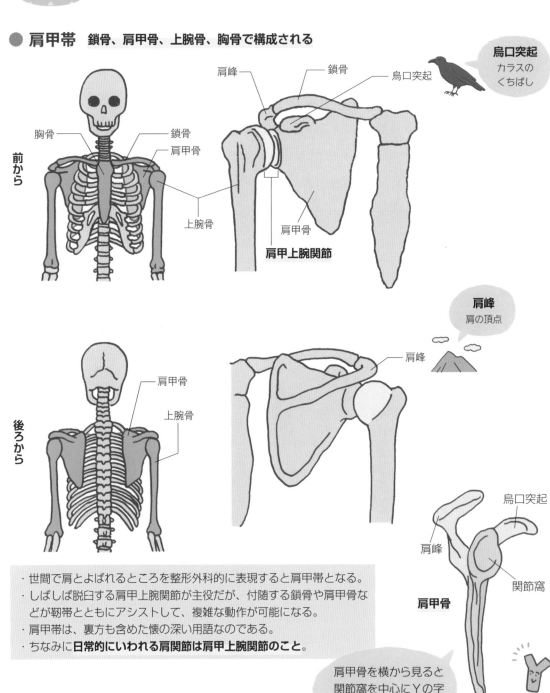

● **肩甲帯**　鎖骨、肩甲骨、上腕骨、胸骨で構成される

烏口突起
カラスの
くちばし

前から

胸骨
鎖骨
肩甲骨
上腕骨

肩峰
鎖骨
烏口突起

肩甲骨
肩甲上腕関節

肩峰
肩の頂点

後ろから

肩甲骨
上腕骨

肩峰

烏口突起
肩峰
関節窩
肩甲骨

・世間で肩とよばれるところを整形外科的に表現すると肩甲帯となる。
・しばしば脱臼する肩甲上腕関節が主役だが、付随する鎖骨や肩甲骨などが靭帯とともにアシストして、複雑な動作が可能になる。
・肩甲帯は、裏方も含めた懐の深い用語なのである。
・ちなみに**日常的にいわれる肩関節は肩甲上腕関節のこと。**

肩甲骨を横から見ると
関節窩を中心にＹの字
に見える

● 関節　4つの骨が3つの関節で連結されている

①肩甲上腕関節…**肩甲**骨と**上腕**骨の関節

②肩鎖関節　　…**肩峰**と**鎖**骨の関節

③胸鎖関節　　…**胸**骨と**鎖**骨の関節

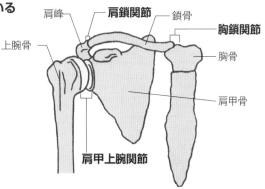

● 靭帯　骨の出っ張りに靭帯が付き固定されている

①肩鎖靭帯　　　…**肩峰**と**鎖**骨をつなぐ

②烏口鎖骨靭帯…**烏口**突起と**鎖**骨をつなぐ

③烏口肩峰靭帯…**烏口**突起と**肩峰**をつなぐ

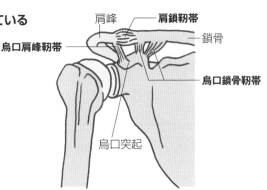

column
● 烏口突起と係船柱

　烏口突起の漢字を見ると、カラスのくちばしから名前がつけられたと想像できます。靭帯がたくさん付いていて鎖骨も烏口突起とで固定されています。

　これ、船を引き寄せるロープを桟橋に固定するための突起とそっくりなんですね。船乗り気分で足を乗せて写真撮影されるあれです。正式には係船柱(けいせんちゅう)というそうです。烏口突起をまねて作られたかどうかは不明ですが、物をくくりつけて固定したいと考えると、この形に行き着くんですかね。

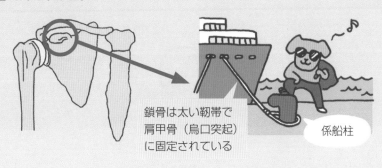

鎖骨は太い靭帯で
肩甲骨（烏口突起）
に固定されている

係船柱

● 腱板　肩甲下筋・棘上筋・棘下筋・小円筋

・肩甲骨から始まり上腕骨に終わる、肩関節を囲む4つの筋から構成される。

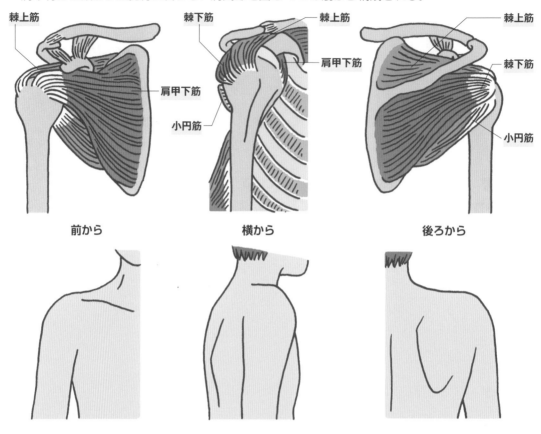

前から　　　　　　　　横から　　　　　　　　後ろから

🔩 腱板は付着する位置で上腕骨に対する作用が違う

	上腕骨に付着する大まかな位置	上腕骨への作用	起始	停止
肩甲下筋	前方	内旋		小結節
棘上筋	上方	外転	肩甲骨	大結節上方
棘下筋、小円筋	後方	外旋		大結節下方

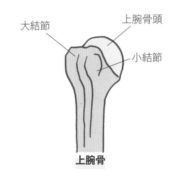

● 肩峰下滑液包　骨頭と肩峰の間に存在し、クッションの役割を果たす

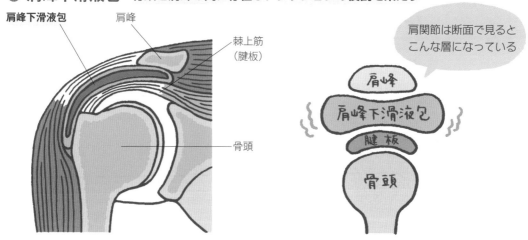

肩関節は断面で見ると
こんな層になっている

肩峰

肩峰下滑液包

腱板

骨頭

● 胸鎖乳突筋

・胸鎖乳突筋は、遠位は胸骨と鎖骨、近位は側頭骨の乳様突起に付着する筋肉。

・胸鎖乳突筋が短縮すると、筋性斜頚が発生する。

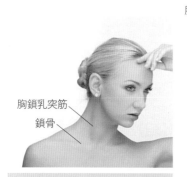

デコルテとよばれる首から胸
元にかけての部分は、胸鎖乳
突筋と鎖骨をいかに際立たせ
るかが勝負！

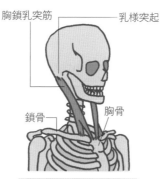

胸鎖乳突筋は乳様突
起から始まり、胸骨、
鎖骨に付着する

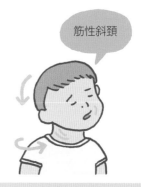

筋性斜頚

・筋性斜頚は胸鎖乳突筋の短縮が
原因。右の胸鎖乳突筋が短縮す
ると、頭部は右に傾き、かつ左
に回旋する。

・傾きと回旋方向が逆になるため
混乱しやすいが、筋の付着する
位置を理解すれば、自分の頭で
再現が可能。

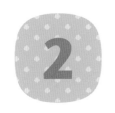

2 肩の機能　日常生活でよく使うよ

● 上肢の挙上　肩関節と肩甲骨の共同作業

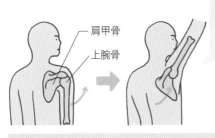

肩甲骨
上腕骨

腕を上げると
肩甲骨も回旋
して上がる

肩甲骨は上肢の挙上にともなって回旋する

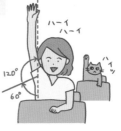

授業中の「ハイ、ハイ」は肩甲骨60°＋肩関節120°＝180°

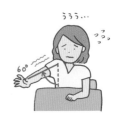

腱板損傷などで、肩関節の機能が障害されると肩甲骨60°しか挙上できない

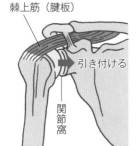

棘上筋（腱板）

引き付ける

関節窩

・**腱板は骨頭を関節窩へ引き付ける**作用がある。
・これは上肢の挙上開始に欠かせない機能。

● 肩関節の水平屈曲（水平内転）・水平伸展（水平外転）

・外転90°の位置から始まる前後方向への運動。

・肩関節独特の可動域。

・そのため、外転・内転、外旋・内旋、屈曲・伸展と合わせて、肩関節は**8方向の可動域**を有する。

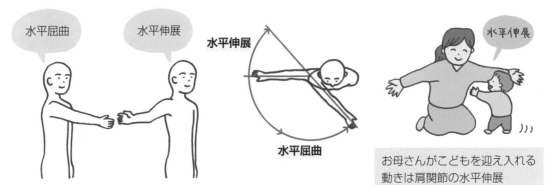

水平屈曲

水平伸展

水平伸展

水平屈曲

水平伸展

お母さんがこどもを迎え入れる動きは肩関節の水平伸展

● 肩すくめ動作　肩甲骨の上下運動

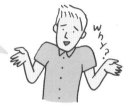

外国人の「Why？」は肩甲骨の動き

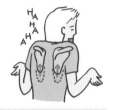

肩甲骨のみを挙上すると、こんな感じになる

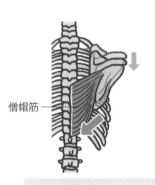

僧帽筋

肩甲骨の下制
⇒僧帽筋下部がはたらく

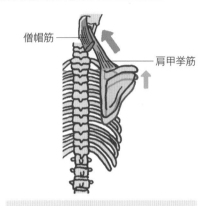

僧帽筋

肩甲挙筋

肩甲骨の挙上
⇒僧帽筋上部・肩甲挙筋がはたらく

● 肩こりと僧帽筋

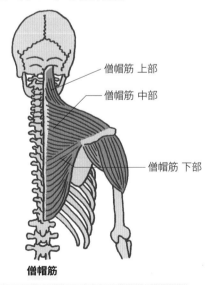

僧帽筋 上部

僧帽筋 中部

僧帽筋 下部

僧帽筋

僧帽筋は上部は頚椎、中部・下部は胸椎に始まり、肩甲骨に付着する

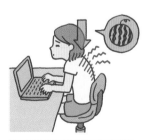

スイカと同じくらいの重さの頭を支えるため、肩周辺は筋肉疲労を起こしやすい

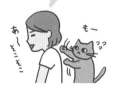

肩たたきでたたく（たたかれる）筋肉が僧帽筋

くくって覚えよう

3 肩関節と股関節 まとめました

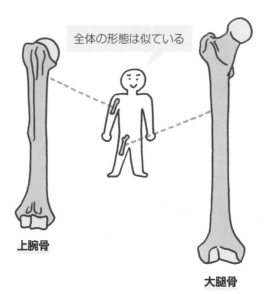

全体の形態は似ている

上腕骨

大腿骨

● 外観 くらべました

・上腕骨は形にメリハリがないため、頚部の場所がわかりにくい。

・そのため、解剖学的に**軟骨との境になる**部分は、**解剖頚**とよばれている。

・手術の際に「ここか？」と**目印になるくびれ部分が外科頚**とよばれ、大腿骨の転子間に相当する。

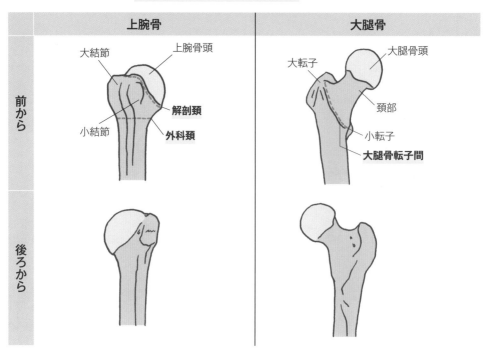

	上腕骨	大腿骨
前から	大結節 / 上腕骨頭 / 小結節 / **解剖頚** / **外科頚**	大転子 / 大腿骨頭 / 頚部 / 小転子 / **大腿骨転子間**
後ろから		

● 骨形態 くらべました

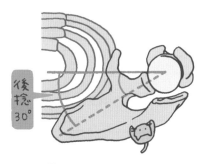

肩関節を上から見たところ

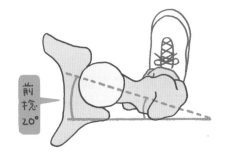

股関節を上から見たところ

	肩関節	股関節
頚部	短い	長い
高齢者の頚部骨折	やや多い	多い
骨折後の偽関節、骨壊死	多い	多い
骨頭のねじれ	後捻 30°	前捻 20°
臼蓋の深さ	浅い	深い
外傷性の脱臼	前方に多い	少ない
出っ張りの名前	小結節、大結節	小転子、大転子

・股関節に比べると**肩関節は臼蓋が浅く、骨頭の被覆が悪い**。

・頚部が後捻しているため、**肩関節は前方に脱臼しやすい**。

column
● スター・ウォーズの名コンビ

　スター・ウォーズといえばスカイウォーカー一家の家族愛と喪失の壮大な物語ですが、私の好きな2台のロボットが登場します。C-3PO と R2-D2 です（実物はググってみて！）。このコンビを見ていると、**C-3PO が大腿骨で R2-D2 が上腕骨**に見えてきます。

　本項で述べたように、この2つの骨は機能的には似ているのですが、上腕骨は大腿骨に比べて短かく、頭部の形にメリハリがなく、頚部の位置がはっきりしません。手術で軟骨との境界部を見せてもらうと、頚部の位置が確認できます。R2-D2 もどこが頚部かわからないのですが、頭が回転した際に首の位置が理解できます。

　「なんでも骨に当てはめてみる」、整形外科医の職業病でしょうか？

くくって覚えよう

4 肩関節周囲炎と腱板断裂 まとめました

● 肩関節周囲炎と腱板断裂のちがい

・洗顔、洗髪、洗濯物を干すといった日常生活に不可欠な動作をするたびに、肩関節の腱板は肩峰と骨頭に挟まれた狭い空間内を行き来しなければならない。
・肩関節周囲炎の俗称である**五十肩**は、名称に年齢が入っていることからわかるように、加齢にともなって誰にでも発生する炎症である。実際に 40 歳を過ぎると、誰でも腱板の変性が始まる。
・**炎症のみで治まれば肩関節周囲炎**　⇒機能は回復する。
・**進行して腱板が断裂すると腱板断裂**⇒手術が必要になることがある。

● 肩関節周囲炎　肩峰下滑液包、上腕二頭筋長頭腱、関節包、腱板などに炎症が起こる

☆ 原因

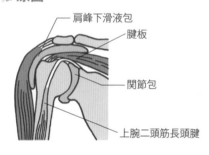

肩峰下滑液包
腱板
関節包
上腕二頭筋長頭腱

☆ 症状

運動痛
肩を動かすと痛い
（とくにひねる動作）

夜間痛
痛みで眠れない

挙上障害
痛みのために腕が上がらない

☆ 診察

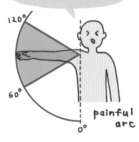

60〜120°の挙上範囲のみで強く痛む！

120°
60°
0°
painful
arc

ペインフルアークサイン

・肩関節外転60〜120°では上腕骨頭－肩峰間が狭くなる。
・棘上筋、肩峰下滑液包に炎症などがあるとこの角度で圧迫され、痛みが生じる。
・この現象をペインフルアークサイン（有痛弧徴候）という。

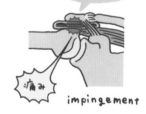

衝突して痛みが生じる

痛み
impingement

インピンジメント徴候

・組織が衝突し、痛みが生じることをインピンジメント徴候という。
・インピンジメントとは衝突の意味。

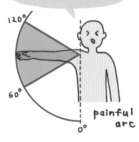

治療　保存治療が中心

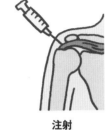

装具療法　　　　　**注射**

コッドマン体操
重りを手に持ち、振り子のように、ゆっくり動かす

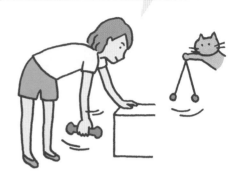

● 腱板断裂

・腱板が切れるとその機能が果たせなくなる。
・肩関節周囲炎との違いは、**腕がまったく上がらなくなる**点。

原因

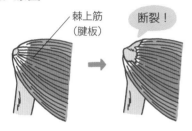

棘上筋（腱板）　断裂！

・40歳を過ぎると腱板の変性が始まる。
・断裂の原因の**ほとんどは外傷。**
・腱板の変性があると、転倒などの軽微な外傷でも断裂することがある。

症状

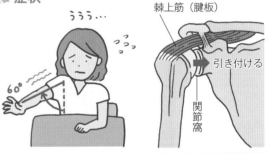

うぅぅ…

60°

棘上筋（腱板）

引き付ける

関節窩

腱板が完全に断裂すると上腕骨頭を関節窩へ引き付けられないため、肩甲上腕関節での挙上開始ができなくなる

診察　ドロップアームサイン

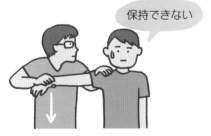

保持できない

・外転90°で保持できない。
・介助者が手を離すとストンと落ちる。

治療　手術治療が中心

ネジ付きのひもで縫い付ける

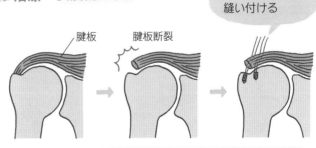

腱板　　腱板断裂

腱板縫合術
切れた腱板を上腕骨頭に縫い付ける手術

5 肩の脱臼 初回、反復性、肩鎖関節

● 肩関節脱臼 はじめての脱臼

✿ 原因

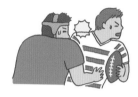

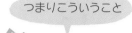

ほとんどが
前下方へ脱臼

肩甲骨関節窩

後 | 前

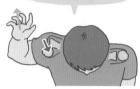

つまりこういうこと

頭側から見た右肩の脱臼

ラグビーなど、相手との接触が多いスポーツで発生！

肩甲骨関節窩は浅いため、脱臼しやすい

頭側から見た右肩の脱臼

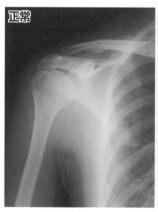

正常

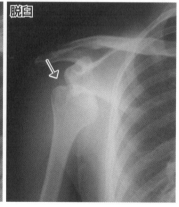

脱臼

X線

● 覚えておきたい2つの損傷

・脱臼の際、骨頭と臼蓋が衝突してできる損傷。

・骨頭と臼蓋、お互いが傷つくため、それぞれに名前がついている。

・臼蓋の関節唇損傷 ⇒ Bankart 損傷（バンカート）

・骨頭の削れ ⇒ Hill-Sachs 損傷（ヒル・サックス）

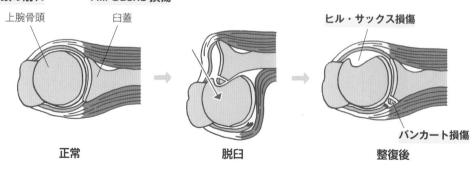

上腕骨頭 | 臼蓋

ヒル・サックス損傷

バンカート損傷

正常 | 脱臼 | 整復後

⚙ 治療　引っ張って戻すが原則

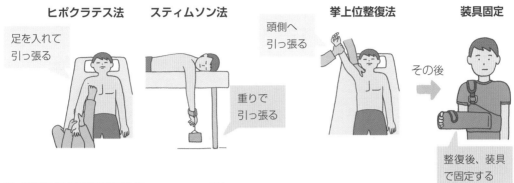

ヒポクラテス法　スティムソン法　　　　　　　　挙上位整復法　　　装具固定

足を入れて
引っ張る

頭側へ
引っ張る

重りで
引っ張る

その後

整復後、装具
で固定する

● 反復性肩関節脱臼　繰り返す脱臼

・初回の肩関節脱臼の年齢が若いと、反復性脱臼に移行しやすい。
・10歳代に初回脱臼したものは、80〜90%が再発し、反復性に移行する。

⚙ 治療

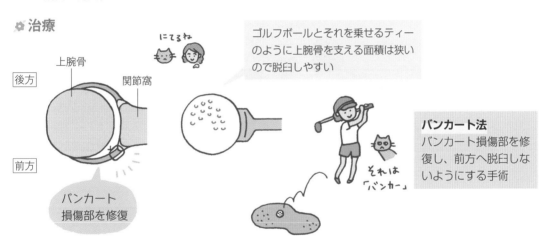

にてるね

ゴルフボールとそれを乗せるティー
のように上腕骨を支える面積は狭い
ので脱臼しやすい

後方

上腕骨

関節窩

前方

バンカート
損傷部を修復

それは
「バンカー」

バンカート法
バンカート損傷部を修
復し、前方へ脱臼しな
いようにする手術

● 肩鎖関節脱臼　肩と鎖骨をつなぐ靭帯が切れて、鎖骨が脱臼する

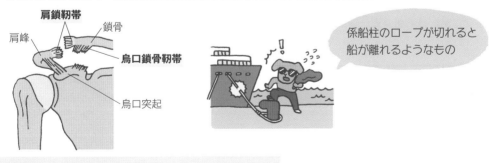

肩鎖靭帯

鎖骨

肩峰

烏口鎖骨靭帯

烏口突起

係船柱のロープが切れると
船が離れるようなもの

肩鎖靭帯、烏口鎖骨靭帯が切れると、鎖骨が脱臼する

⚙ 治療

・若く、脱臼の程度が強い場合は、整復してプレートで固定する手術が行われることもある。

● ハイタッチは危険

　1989年、プロ野球チームのオリックス・ブレーブス（当時）に在籍していた門田博光が、ホームランを打った後、ベンチ前で同僚のブーマーとの**ハイタッチで肩を脱臼**しました。すれ違いざまのハイタッチで肩関節は脱臼することを全国の野球少年に知らしめた有名な事件です。また、門田は5年前にもホームラン後のハイタッチで肩を脱臼しており、プロでホームランが打てる状態に回復しても、**肩は再脱臼する**ことを全国の整形外科医に知らしめ、脱臼治療のむずかしさを再認識させてくれました。

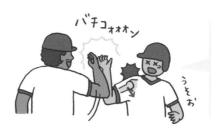

バチコォォォン

うとぉ

ハイタッチの方向（外転、外旋）に過度の力が加わると、上腕骨頭は前方へ脱臼する

✿ **門田博光**

　南海ホークス、ダイエーホークス、オリックス・ブレーブスで活躍した元プロ野球選手。40歳を超えてもホームランを打ち続け、通算本塁打数・通算打点数ともに歴代3位。

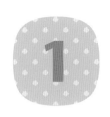 # 肘関節の解剖 　３つの骨・３つの関節で構成

● 肘関節の構成

・骨：**上腕骨**、**尺骨**、**橈骨**の３つ。

・関節：**腕尺関節**、**腕橈関節**、**橈尺関節**の３つ。

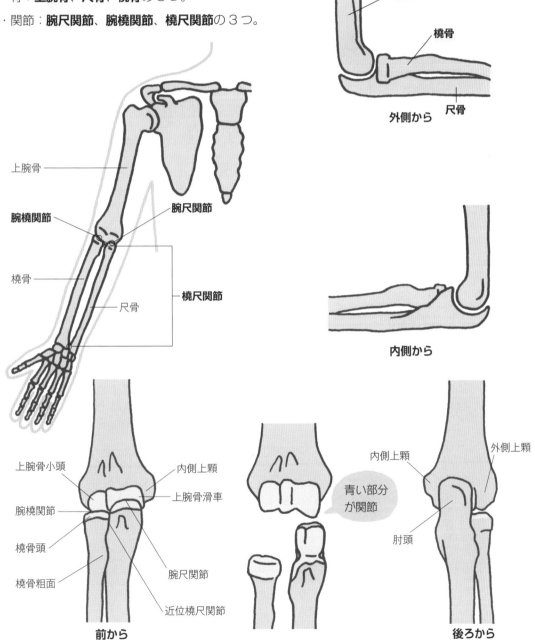

上腕骨

橈骨

尺骨

外側から

内側から

上腕骨

腕橈関節　　**腕尺関節**

橈骨

尺骨

橈尺関節

上腕骨小頭　　　　　　内側上顆

　　　　　　　　　　上腕骨滑車

腕橈関節

橈骨頭

橈骨粗面

腕尺関節

近位橈尺関節

前から

青い部分
が関節

内側上顆　　　　　外側上顆

肘頭

後ろから

● 肘関節の筋肉

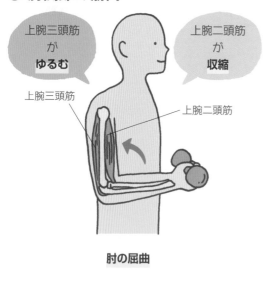

肘の屈曲

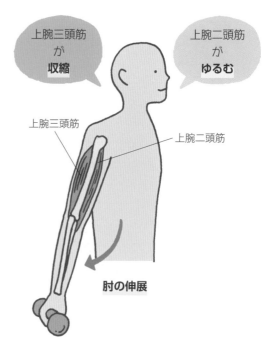

肘の伸展

● 橈骨頭と近位橈尺関節

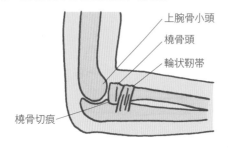

橈骨頭は尺骨の橈骨切痕に接し、輪状靭帯で固定されている

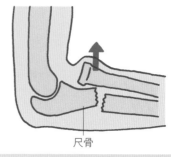

尺骨と隣接しているため、尺骨が折れると橈骨頭は容易に脱臼してしまう（**モンテジア骨折**）

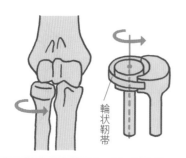

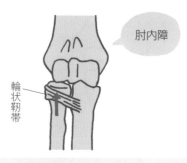

・近位橈尺関節はベルトのような状態で輪状靭帯で固定され、**車軸関節**に分類される。
・そのおかげで橈骨は回旋運動が可能となるが、こどもでは輪状靭帯がずれてしまうことがある（**肘内障**）。

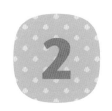

2 肘の機能

腕を曲げたり伸ばしたり回転したり

・肘関節には**蝶番関節**と**車軸関節**というまったく異なる関節構造が存在する。

・そのため、手のひらはさまざまな方向へ向かうことができる。

● 肘の屈曲・伸展

・屈曲は腕尺関節の運動。

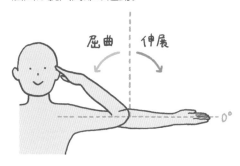

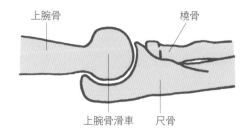

尺骨は上腕骨と滑車部で深く噛み合っている（**蝶番関節**）。

● 前腕の回内・回外

・回内・回外は橈尺関節の運動。

・尺骨の周りを橈骨が回転する（**車軸関節**）。

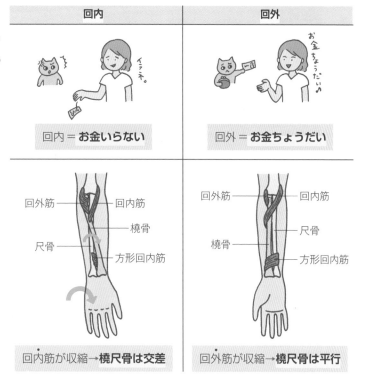

回内	回外
回内 = **お金いらない**	回外 = **お金ちょうだい**
回内筋が収縮→**橈尺骨は交差**	回外筋が収縮→**橈尺骨は平行**

3 野球肘・テニス肘・ゴルフ肘 まとめました

● スポーツと肘の関係

・何かを投げたり、振り回したりするスポーツは肘への負担が大きい。
・肘のスポーツ障害は関節への無理な力（野球肘）や筋肉に牽引されて発生（テニス肘、ゴルフ肘）することが多い。
・故障の少ない選手は特定の組織に負荷が集中しないフォームを身に付けているはず。

● 野球肘　内側側副靭帯損傷、内側上顆骨端核障害、上腕骨小頭離断性骨軟骨炎

⚙ 原因

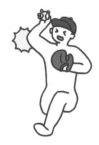

無理な投球フォームや過度の投球回数による肘への負担

⚙ 病態

肘の外側の圧迫

肘の内側の牽引

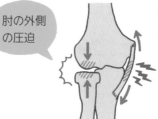

肘をむちのようにしならせることで剛速球を投げることが可能となるが、**肘関節内外側**にかなりの負荷が生じる

● テニス肘　上腕骨外側上顆炎

⚙ 原因

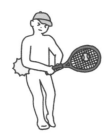

バックハンド時に**手首を背屈する筋肉**（橈側手根伸筋、総指伸筋）を使いすぎる

⚙ 病態

手関節を背屈する筋

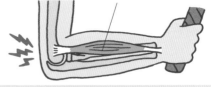

筋の収縮によって骨への付着部に牽引力がはたらき、炎症が発生する

● ゴルフ肘　上腕骨内側上顆炎

⚙ 原因

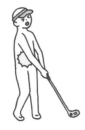

・ゴルフスイング時に**手首を掌屈する筋肉**（橈側手根屈筋、円回内筋）を使いすぎることで発生。
・テニスのフォアハンドでも同じことが起こる。

⚙ 病態

手関節を掌屈する筋

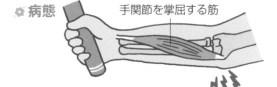

筋の収縮によって骨への付着部に牽引力がはたらき、炎症が発生する

● 野球肘・テニス肘・ゴルフ肘 くらべました

俗称	野球肘	テニス肘	ゴルフ肘
定義	・投球動作の繰り返しにより肘に発生する疼痛性障害の総称	・手首を背屈する筋肉の付着部炎	・手首を掌屈する筋肉の付着部炎
損傷位置	・内外側	・外側	・内側
疾患名	・内側側副靱帯損傷 ・内側上顆骨端核障害 ・上腕骨小頭離断性骨軟骨炎	・上腕骨外側上顆炎	・上腕骨内側上顆炎

発生する疾患の数をみると、投手の肘への負担がいかに大きいかがわかる

● 治療（3疾患に共通）

・おもに保存療法が行われる。

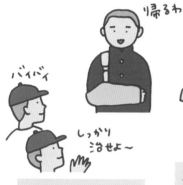

練習を休んで肘の安静

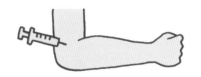

局所麻酔薬とステロイドの注射による消炎

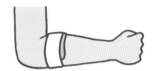

筋肉をバンドで押さえることで、引っ張る力が骨に加わらないようにする

● 野球肘の予防

・アメリカのメジャーリーグの投手は、試合後4日間は休息し、かつ、100球以上は試合で投げないことが常識となっている。
・日本の高校野球では、勝ち進むほどに投球回数は加算され、試合間隔も狭くなる。

大怪我しているわけじゃないよ

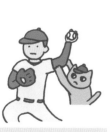

投球フォームの指導

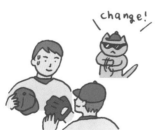

投球数の制限

伸筋のストレッチ

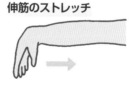

屈筋のストレッチ

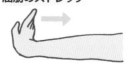

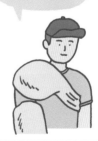

・投球後のアイシング。
・血管を収縮させ、腫れを抑える。

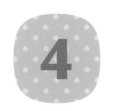

4 肘内障　こどもに頻発

● 受傷機転

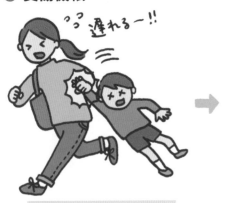

輪状靭帯

・急に手を引っ張られた際に、一時的に橈骨頭が遠位方向に移動。
・その後、橈骨はすぐに戻るが、輪状靭帯は置いてきぼりをくらい、**ずれたまま残ってしまう。**

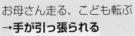

お母さん走る、こども転ぶ
→**手が引っ張られる**

● 症状

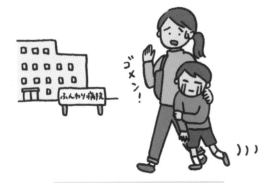

手が上がらない
→「肩が外れた」と病院を受診

● 診察

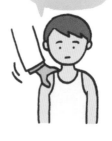

肩は触っても痛くない

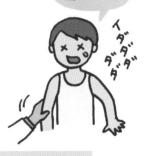

肘を触ると痛い！

鎖骨、肩、手関節に原因がないか触診

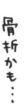

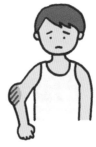

肘の腫脹や転倒・打撲の受傷機転があれば骨折を疑い、X線を撮影する

● **整復手順**　**靭帯に橈骨頭をねじ込む！**

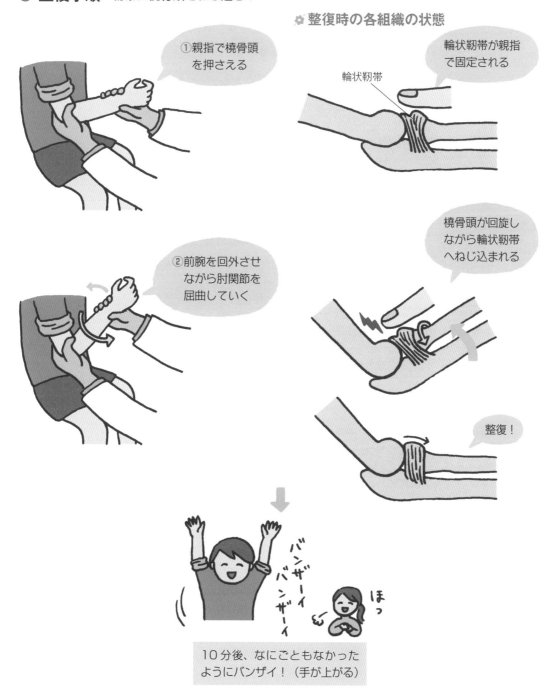

♻ 整復時の各組織の状態

①親指で橈骨頭を押さえる

輪状靭帯が親指で固定される

輪状靭帯

②前腕を回外させながら肘関節を屈曲していく

橈骨頭が回旋しながら輪状靭帯へねじ込まれる

整復！

10分後、なにごともなかったようにバンザイ！（手が上がる）

バンザーイ バンザーイ

ほっ

● **こどもに頻発する理由**

・こどもは橈骨頭の膨らみが不十分であり、輪状靭帯に柔軟性があるため、ずれやすいといわれている。

● 俗称と正式名称

患者さんとお話するときによく出てくる俗称

俗称	病名	俗称	病名
テニス肘	上腕骨外側上顆炎	お年寄り膝	変形性膝関節症
猿腕	外反肘	シンスプリント	脛骨過労性骨膜炎
ゴルフ肘	上腕骨内側上顆炎	ランナー膝	腸脛靭帯炎
野球肘	上腕骨小頭離断性骨軟骨炎	ジャンパー膝	膝蓋靭帯炎
四十肩、五十肩	肩関節周囲炎	肉離れ	筋断裂
肩こり	頚肩腕症候群	捻挫	靭帯損傷
むちうち	外傷性頚部症候群	たこ、魚の目	胼胝（べんち）、鶏眼（けいがん）
寝違え	急性疼痛性頚部拘縮	床ずれ	褥瘡
ぎっくり腰	急性腰痛症	青ジミ	皮下出血
ばね指	弾発指、屈筋腱腱鞘炎	整形外科学教室	医歯薬学総合研究科生体機能再生・再建学講座

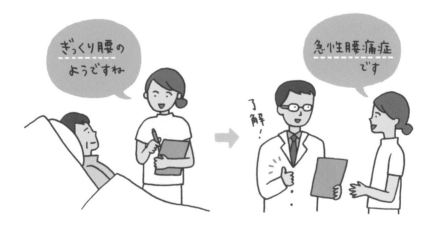

看護師は、医師と患者さんの通訳的な役割を求められることもある

　患者さんとお話をしていると俗称によく遭遇します。後ろから追突された際に首が鞭（むち）打つようにしなることから命名された「むちうち」でもわかるように、病態を絶妙に反映しているので、すんなり理解できるのでしょうね。

● 整形外科はドラマにならない？

　先日「ブラック・ジャックを読んだから外科医になった」という人は案外多い、と報じているテレビ番組を見ました。大阪大学卒の医師で漫画家、手塚治虫の代表作です。医師免許を持たない天才外科医が毎回、信じられない技術で次々と患者さんを救っていきます。

　中学生時代に購入した単行本を整形外科医師になってから読み返してみたところ、整形外科疾患の患者さんがほとんど登場しません。登場するのは心疾患、脳腫瘍、爆弾で粉々になった患者さんなどです。時折、骨接合の場面も登場しますが、あくまで、ついでの手術です。

　救急病院では、多発外傷の患者さんが運ばれた際、緊急招集がかかるわけですが、診察は麻酔科→脳神経外科→胸腹部外科→整形外科という順番でした。「患者さんの死に直面したくない」というのが科選びの理由の一つである私の選択は間違っていなかったともいえます。

　医療系ドラマでも、心臓血管外科、産婦人科などはしばしば登場します。ちなみに、整形外科から分離独立した形成外科が担当する美容整形外科医は、サスペンスドラマで犯行後の顔面整形など、脇役としての地位を確立しています。

　私自身は1990年に公開された『病院へ行こう』という映画のなかで、主人公の薬師丸ひろ子が、点滴が取れないダメ整形外科研修医を演じ、真田広之の脛骨骨接合術手術時に回転する髄内釘ドリルの先端を興味深く見つめるシーンを観て、大笑いした記憶があります。

　整形外科になって後悔したことはほとんどありませんが、ほかの外科医に比べ、メディアへの露出が少ない点には少々不満を感じています。

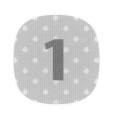

1 手の解剖　骨の密集地域

● 手を構成する骨

・長い骨（指骨・中手骨）と四角い骨（手根骨）からなり、合わせると 27 個。

・両手で全身の 26%の骨が手に密集していることになる（54/206 個）。

● 指骨・中手骨

・指骨は**末節骨**・**中節骨**・**基節骨**の 3 つの骨で構成されている。

・母指だけは中節骨がない（2 つの骨で構成）。

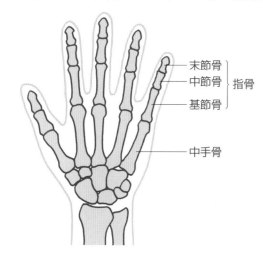

末節骨 ┐
中節骨 ├ 指骨
基節骨 ┘

中手骨

● 手根骨

8 個の粒状の骨がひしめき合っている。クッキーの詰め合わせのようにそれぞれの形が微妙に違う

クッキーつめあわせ♡

有頭骨
有鉤骨
豆状骨
三角骨

大菱形骨
小菱形骨
舟状骨
月状骨

⚙ 手根骨の覚え方

・豆状骨から時計回りに

「父さんの月収、大小有るが、有効に使えよ」

父	→豆状骨	大	→大菱形骨
さん	→三角骨	小	→小菱形骨
月	→月状骨	有	→有頭骨
収	→舟状骨	**有効**	→有鉤骨

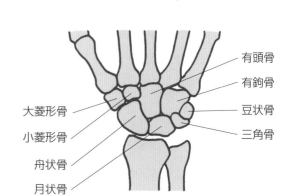

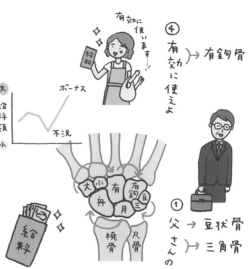

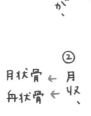

③ 大小あるが、
大菱形骨 ← 大
小菱形骨 ←
有頭骨 ←

④ 有効に使えよ → 有鉤骨

② 月収、
月状骨 ← 月
舟状骨 ← 収、

① 父さんの → 豆状骨 三角骨

● 指の名称

第1指＝母指（親指）
第2指＝示指（物をさし示す指）
第3指＝中指（真ん中にある）
第4指＝環指（指環をはめる指）
第5指＝小指

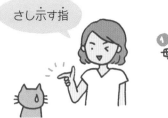
さし示す指

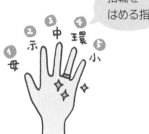
指輪を
はめる指

● 手の関節

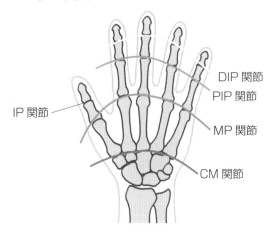

IP 関節
DIP 関節
PIP 関節
MP 関節
CM 関節

指の第 1 関節は **DIP**、第 2 関節を **PIP**、
第 3 関節を **MP** とよぶ

✿ 覚え方

・指先から手首側に向かって

「**DA PUMP の CM**」

D（IP）関節
P（IP）関節
MP 関節
CM 関節

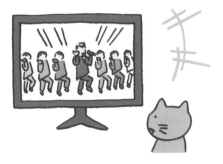

● 英語名称と略語

✿ 位置を表す英語

・末（遠位）＝Distal
・中　　　　＝Middle
・基（近位）＝Proximal

DIP は Distal Inter Phalanx
遠位（D）にある節骨（P）の間（I）にある関節

✿ 骨の英語名

・節骨　　＝Phalanx
・中手骨 ＝Metacarpal
・手根骨 ＝Carpus

MP は Metacarpal Phalanx
中手骨（M）と節骨（P）の間の関節

✿ 接頭語の英語名

・〜の間 ＝Inter

ちなみに国（Nation）の間（Inter）で、
Inter-national は国際的という意味

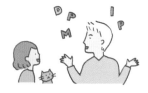

くくって覚えよう

2 手の神経

細かい動作を可能にする神経たち

● 3つの大事な神経

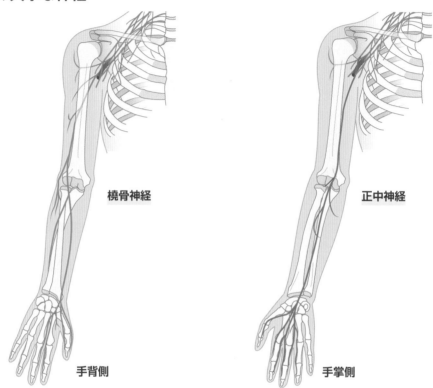

橈骨神経

手背側

正中神経

手掌側

✿ ほうきに見立てると……

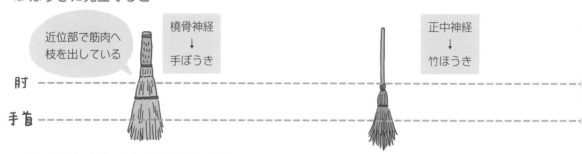

近位部で筋肉へ枝を出している

橈骨神経
↓
手ぼうき

正中神経
↓
竹ほうき

肘

手首

✿ 大まかなイメージからわかること

橈骨神経麻痺は障害部位が上腕か前腕かで大きく異なる

・橈骨神経麻痺は手ぼうきなので、前腕から上の障害だとより麻痺の範囲は広く、前腕での障害だと狭くなる。

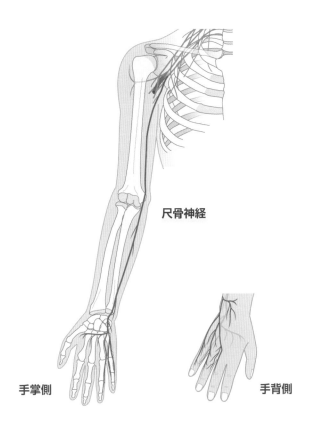

尺骨神経

手掌側　　　　　　　　　　　　　手背側

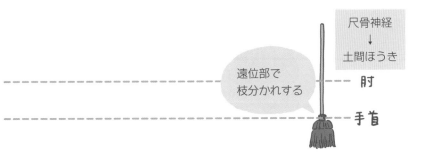

尺骨神経
↓
土間ほうき

遠位部で
枝分かれする

肘

手首

尺骨神経は土間ほうきなので、障害部位が肘でも手首でも麻痺形は同じ

・肘部管症候群（尺骨神経麻痺）と手首のギヨン管症候群（尺骨神経低位の麻痺）は麻痺する筋肉
　がほぼ同じ → p.111 。

● 手の末梢神経麻痺 くらべました

・手の末梢神経障害の診断には、①**見ための観察**、②**感覚の確認**、③**運動の確認**を行う必要がある。

①見ための観察

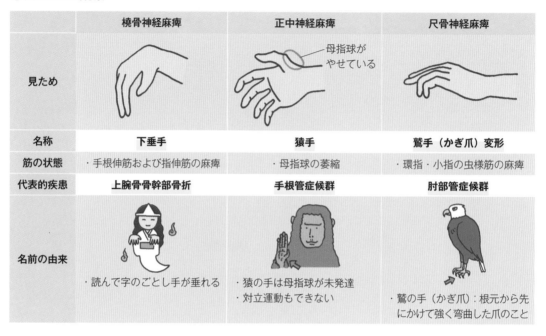

	橈骨神経麻痺	正中神経麻痺	尺骨神経麻痺
見ため		母指球がやせている	
名称	下垂手	猿手	鷲手（かぎ爪）変形
筋の状態	・手根伸筋および指伸筋の麻痺	・母指球の萎縮	・環指・小指の虫様筋の麻痺
代表的疾患	上腕骨骨幹部骨折	手根管症候群	肘部管症候群
名前の由来	・読んで字のごとし手が垂れる	・猿の手は母指球が未発達 ・対立運動もできない	・鷲の手（かぎ爪）：根元から先にかけて強く弯曲した爪のこと

②感覚の確認

・支配領域の感覚異常が出現する。

・小指側はすべて尺骨神経支配。母指側はおもに背側が橈骨神経支配で、掌側が正中神経支配。

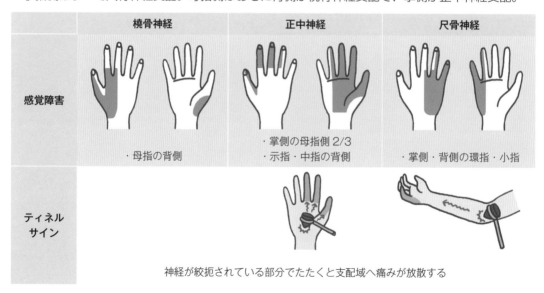

	橈骨神経	正中神経	尺骨神経
感覚障害	・母指の背側	・掌側の母指側 2/3 ・示指・中指の背側	・掌側・背側の環指・小指
ティネルサイン			

神経が絞扼されている部分でたたくと支配域へ痛みが放散する

③運動の確認

	橈骨神経	正中神経	尺骨神経
	指が伸びない	Perfect O（バッチグー）	紙を母指の腹でつまんで引っ張る
できない動作		患側 バッチグー　涙のしずく	患側
名称	**下垂手**	**涙のしずくサイン** （Tear Drop Sign）	Froment 徴候
筋肉と関節の状態	・手根伸筋および指伸筋の麻痺によって、手関節の背屈と指の伸展ができない。	・長母指屈筋、示指の深指屈筋の麻痺によって、母指のIP関節、示指のDIP関節の屈曲ができない。	・母指内転筋の麻痺により母指MP関節での屈曲が困難となる。その際、長母指屈筋（正中神経支配）で母指IP関節を屈曲し、紙が抜けないようにがんばる。
覚え方	 じゃんけんが苦手なお橈さん	 正中な丸ができない場合は涙	 風呂マンのパンツはこうつまむ

● 鑑別が必要な感覚障害

✿ 頚椎由来の感覚障害である可能性

・整形外科領域での感覚障害は、**ほとんどが末梢神経の圧迫**。ただし、**原因が中枢神経に近い頚椎レベルである可能性**も念頭に置く必要がある。

・末梢神経障害と比較して、頚椎神経根部は支配範囲が長い。

・デルマトームと一致した感覚障害が出現。

・頚椎を動かすことで手に向けて**放散痛**が生じる。

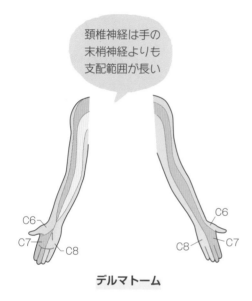

頚椎神経は手の
末梢神経よりも
支配範囲が長い

C6　　C6
C7　　C7
　C8　C8

デルマトーム

✿ 頚椎症の診断法

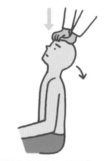

頭部を後屈させ圧迫

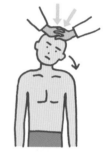

頭部を患肢方向へ側屈させ圧迫（Spurring test）

・頭部を圧迫すると、神経根の頚椎からの出口が狭くなる。

・患肢に放散痛が発生する場合は頚椎神経根が刺激されたことが推察できるので、頚椎病変を疑う。

✿ 整形外科領域以外に原因がある可能性

・感覚障害は整形外科領域以外の原因で発生することもある。

・代謝性や血管性の場合、神経や血管が細い部分が障害を受けやすいため、末梢全域で左右ともに障害が発生することが多いのが特徴（**手袋靴下型の感覚障害**）。

・**末梢神経の圧迫では、左右対称に障害が出現することは少ない。**

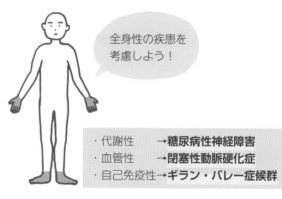

全身性の疾患を
考慮しよう！

・代謝性　　→**糖尿病性神経障害**
・血管性　　→**閉塞性動脈硬化症**
・自己免疫性→**ギラン・バレー症候群**

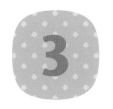

3 橈骨神経麻痺

● 神経走行

・橈骨神経は後方から上腕骨に巻き付くように走行しているため、自由度が少ない。

・走行環境が腓骨神経と似ている → p.128

外部からの圧迫に弱い

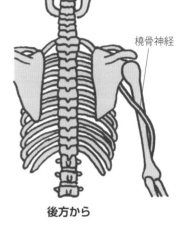

橈骨神経

後方から

● 麻痺出現の特徴

🌼 **内部での圧迫、牽引**　　🌼 **外部からの圧迫**

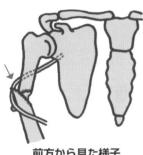

前方から見た様子
（上腕骨骨幹部骨折）

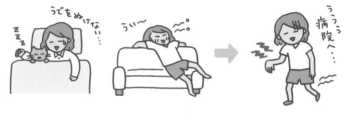

腕まくら　　　泥酔　　　翌朝

column
● 実は危険な腕まくら

　腕まくらをせざるを得ない状況に追い込まれた場合、**寝息を感じた時点でそっと腕を外しておきましょう。**頭と上腕骨の間にあなたの橈骨神経が存在しているからです。相手より先に寝てはいけません。

　また、泥酔状態での就寝も危険です。上腕にソファーの角が当たっていても目が覚めないためです。翌朝、手関節の背屈、指の伸展ができないため、ビックリします。実際、かなり困惑した状態で外来受診されます。

　下肢では腓骨神経麻痺がこれに似た状況で発生します。

4 手根管症候群・肘部管症候群・ギヨン管症候群 まとめました

くくって覚えよう

● 管（トンネル）

・手、肘、足には神経が通る管がある。

・管＝骨に囲まれ、靭帯で覆われている。

・管は英語で tunnel、手根管症候群は Carpal Tunnel Syndrome

                   手根　　　管　　　症候群

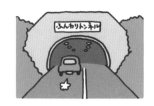

● 手根管症候群　正中神経麻痺

✿ 手根管

・手根骨のくぼんだ床に横手根靭帯がかぶさってできた空間。

横手根靭帯
正中神経
手根管
長母指屈筋腱
浅および深指屈筋腱

✿ 症状

> ひどくなると母指球が萎縮

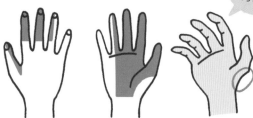

正中神経の支配域がしびれる

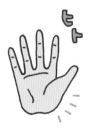 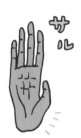

猿の手は母指球がなく、母指対立運動が苦手
→母指球が萎縮した状態を**猿手**とよぶ

✿ 治療

> 横手根靭帯を切って正中神経の圧迫を解除する

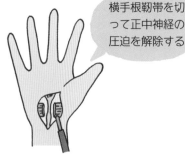

手根管開放術

✿ 診断

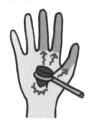

ティネルサイン

手根管をたたくとしびれる

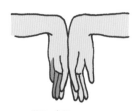

Phalen テスト

手根管部での圧迫誘発テストでしびれが増幅する

● 肘部管症候群　尺骨神経麻痺

✿ 肘部管

・上腕骨内側上顆の後ろのくぼみと靭帯でできた管。

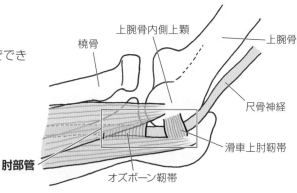

橈骨
上腕骨内側上顆
上腕骨
尺骨神経
滑車上肘靭帯
肘部管
オズボーン靭帯

✿ 症状

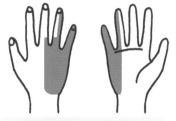

尺骨神経の支配域がしびれる

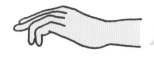

ひどくなると鷲手になる

尺骨神経を圧迫している靭帯を切離し、再発予防目的で神経を前方へ移動しておく

✿ 診断

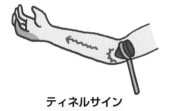

ティネルサイン

肘部管部をたたくとしびれる

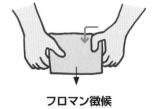

フロマン徴候

紙を引っ張ると、母指を過屈曲して紙をつかむ

✿ 治療

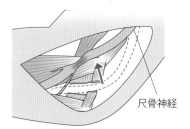

尺骨神経

前方移行術

● ギヨン管症候群　尺骨神経の低位麻痺

✿ ギヨン管

・有鉤骨と豆状骨に挟まれてできた溝。

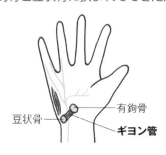

豆状骨
有鉤骨
ギヨン管

✿ 症状

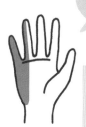

肘部管症候群と同じ症状だが、感覚障害は手掌のみ

診断
ギヨン管部でティネルサイン陽性

5 指の変形 まとめました

	ヘバーデン結節	槌指（マレット変形）	ボタンホール変形	スワンネック変形
見た目				
原因	・変形性関節症	・**外傷** 剥離骨折や腱の切断	・**関節リウマチ** 関節の炎症によって屈曲する	
骨などの状態	DIP 関節の変形	腱の切断 剥離骨折 DIP 関節の屈曲	PIP 関節の屈曲 DIP 関節の伸展 + PIP 関節の屈曲	DIP 関節 MP 関節の屈曲 DIP 関節の屈曲 + PIP 関節の伸展 + MP 関節の屈曲
名前の由来	ヘバーデンです 発見者	槌＝ハンマー マレット＝太鼓のバチ なんとなく似ている？	ボタンの穴（ホール）からボタンが出ている姿に似ている	スワンのネック（白鳥の首）
まめ知識	・PIP 関節に発生した場合、ブシャール結節とよばれる	・がんばれば、自分の指で**再現可能**（関節には異常がないため）	・自分の指では**再現できない**（関節が亜脱臼しないとできないから）	

正反対の形 ◄►

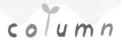

● 整形外科領域に住む動物たち

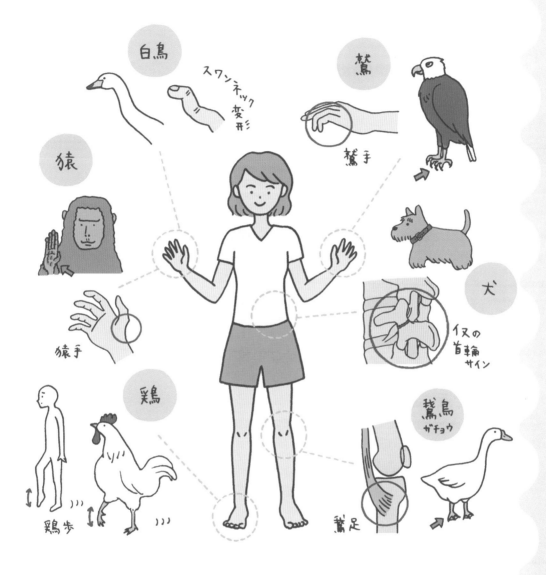

　整形外科では動物の名前が良く出てくるので、書き出してみたら鳥の割合が67％でした。「整形外科領域に住む動物を5つ答えよ」なんて問題を出しながら、ランチを楽しんでみてはいかがでしょうか？

　ちなみにキジを鳥類でくくると、**桃太郎と同じ構成**になります。さあ、鬼ヶ島に疾患退治に行こう！

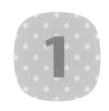 # 股関節の解剖   体を支える球関節

● **構造**   **股関節は大腿骨と寛骨臼で構成**される球関節

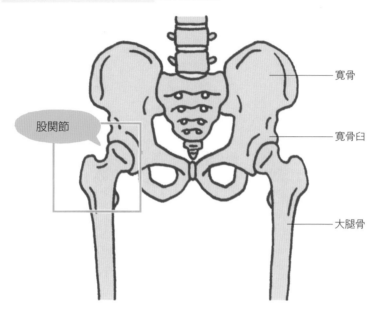

寛骨

股関節

寛骨臼

大腿骨

● 大腿骨近位部の形

・大腿骨は骨幹部から頚部にかけて**内側に傾いている**。

・また、**前方にねじれ**ている。

・傾き・ねじれの程度は個人差がある。

・人工関節で股関節を再建する場合、病気によって変化した傾きやねじれを正常に戻す。

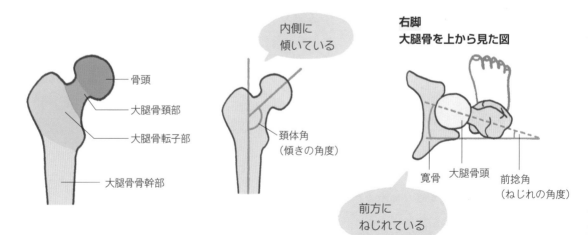

骨頭

大腿骨頚部

大腿骨転子部

大腿骨・骨幹部

内側に
傾いている

頚体角
（傾きの角度）

前方に
ねじれている

**右脚
大腿骨を上から見た図**

寛骨   大腿骨頭   前捻角
（ねじれの角度）

● 股関節周囲の筋肉たち

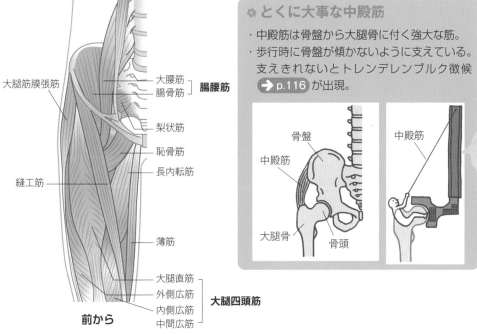

前から

大腿筋膜張筋
縫工筋

大腰筋 ─┐
腸骨筋 ─┘ **腸腰筋**
梨状筋
恥骨筋
長内転筋
薄筋
大腿直筋 ─┐
外側広筋 │ **大腿四頭筋**
内側広筋 │
中間広筋 ─┘

> **✿ とくに大事な中殿筋**
> ・中殿筋は骨盤から大腿骨に付く強大な筋。
> ・歩行時に骨盤が傾かないように支えている。
> 　支えきれないとトレンデレンブルク徴候
> → p.116 が出現。

骨盤
中殿筋
大腿骨
骨頭

中殿筋

骨盤が傾くの
を必死で防い
でいます

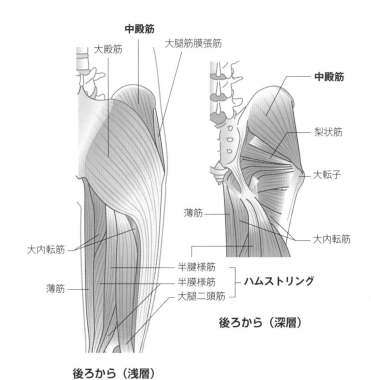

中殿筋
大殿筋
大腿筋膜張筋

大内転筋
薄筋
半腱様筋 ─┐
半膜様筋 │ **ハムストリング**
大腿二頭筋 ─┘

後ろから（浅層）

中殿筋
梨状筋
大転子
薄筋
大内転筋

後ろから（深層）

● 跛行　　正常な歩行ができないこと

・視診で分類が可能。

✿ 軟性墜落跛行

・股関節外転筋力低下による跛行⇒**装具などでの改善は困難**。

・外転筋力が低下することで、骨盤が傾く現象を **Trenderenburg 徴候**（トレンデレンブルク）という。

・骨盤の傾きを代償するために反対側に肩が傾く現象を **Duchenne 徴候**（デュシェンヌ）という。

・骨盤の傾きがなくてもデュシェンヌ徴候があれば、外転筋力低下を疑う。

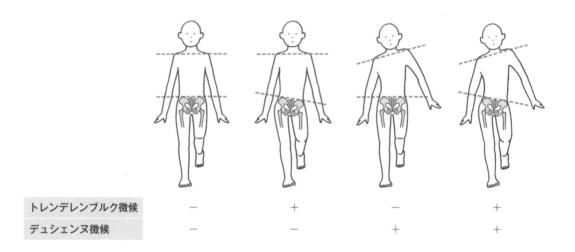

トレンデレンブルク徴候	－	＋	－	＋
デュシェンヌ徴候	－	－	＋	＋

✿ 硬性墜落跛行

・下肢長差が原因の跛行⇒補高や手術で**改善可能**。

・変形性股関節症由来の脚長差は 2cm 程度であれば、人工関節手術時に延長が可能。

✿ 逃避性跛行

・下肢の痛みによる跛行。歩行時に患側の接地時間が短くなる。

✿ 間欠性跛行

・脊柱管の狭窄による馬尾神経の圧迫⇒姿勢の影響を受ける。休憩すると消失 ➜ p.67 。

● 診察

✿ スカルパ三角　長内転筋、縫工筋、鼡径靭帯に囲まれた三角形

・股関節は厚い軟部組織に覆われているため、大腿骨頭を体表から直接触れることが困難。

・体表から想定可能なスカルパ三角の中に大腿骨頭は位置している。

・三角内に圧痛がある場合は、**股関節の炎症**などを考える。

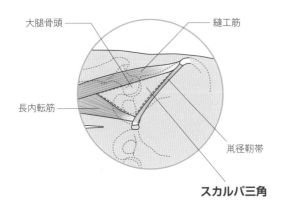

大腿骨頭　縫工筋

長内転筋

鼡径靭帯

スカルパ三角

✿ 覚え方

「三角なのに長方形」

スカルパ**三角**
・
長内転筋
縫工筋
鼡**径**靭帯

✿ パトリックテスト

・仰臥位で評価側の足背を反対側の膝蓋骨に載せ、評価側の膝を押さえたとき（股関節屈曲・外転・外旋位）に**鼡径部に痛みが出れば陽性**。

・股関節に異常がある場合は、ねじり刺激で痛みが生じることが多い。

・4の字固めの体勢に入るためには、股関節をまずはパトリックテストの状態にする必要がある➡ p.20。4の字固めの体勢に入る前にギブアップしてしまう相手は、股関節疾患を患っている可能性が高い。

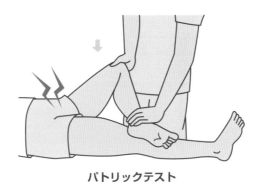

パトリックテスト

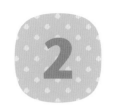 **骨盤の解剖** さまざまな骨の集合体

● **構成** **骨盤**＝寛骨＋仙骨と尾骨　　**寛骨**＝腸骨＋恥骨＋坐骨

・骨盤はいろんなパーツで構成されているが、関節とよばれるのは仙腸関節のみ。

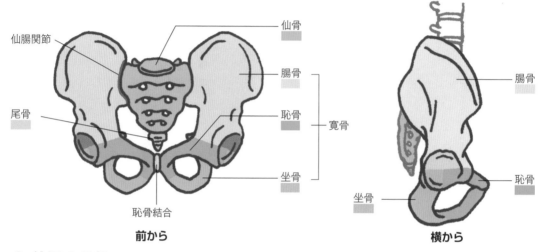

前から

横から

● **幼児の骨盤**

・幼少期は腸骨、恥骨、坐骨間は軟骨で結合している。

・**成長とともに癒合し、1つの骨（寛骨）となる。**

・寛骨と仙骨間は成人になっても癒合せず、靭帯で固定
　されている（仙腸関節）。

・頭蓋骨もいろんな骨が結合してできており、成長とと
　もに強固に結合していく点では骨盤と似ている。

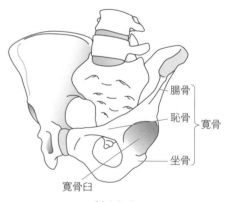

斜めから

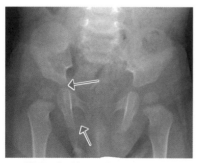

→が軟骨（X線では抜けて見える）

幼児では各骨の境界がまだ軟
骨で、X線では写らないので、
寛骨＝腸骨＋恥骨＋坐骨であ
ることが見てわかりますね

● 覚え方

牛乳を飲むとき、
手を当てるところが**腸骨**

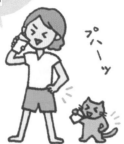

座るとき、
椅子に当たるのが
坐骨

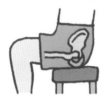

板の間で仰向けに寝ると当たるのが**仙骨**
→褥瘡の好発部位！

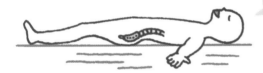

しっぽがあるとすれば
尾骨

仲間？

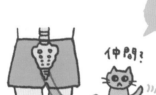

出産のときにゆるむのが
恥骨結合

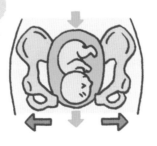

ゆるみ過ぎて、開いた状態
を**恥骨結合離開**という

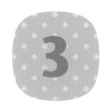

3 大腿骨頭壊死症

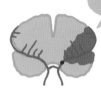

脳梗塞と同じ
ような状態

● 誘因

・大腿骨頭への血流が途絶えることで発生。
・誘因は、ステロイド服用、アルコール多飲、
　潜水、大腿骨頚部骨折など。
・誘因が明らかでないことも多く、**特発性大腿
　骨頭壊死症**とよばれる。
・こどもに発生した場合は**ペルテス病**とよばれる。

● 病態

・血流が途絶えて、骨が壊死を起こす。
　⇒**脳梗塞と同様の病態が骨に発生！**

	正常	壊死を生じているが圧潰していない	圧潰した状態
断面	寛骨臼 大腿骨頭	骨壊死	
外観		圧潰がなければ 外観は正常	表面は軟骨に 覆われている が、デコボコ
模式図	正常な道路	水が漏れて空洞ができ ているが道路は陥没し ていない	道路が陥没

4 人工骨頭と人工股関節
まとめました

● **人工骨頭置換術** BHA：Bipolar Hip Arthroplasty

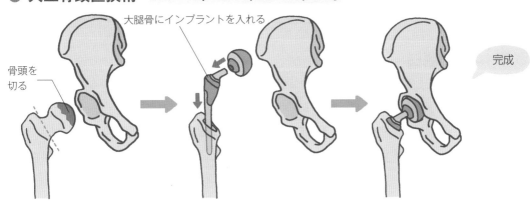

大腿骨にインプラントを入れる

骨頭を切る

完成

・臼蓋の処置は行わない。
・適応は**大腿骨頭壊死症**、**大腿骨頸部骨折**など臼蓋が傷んでいない疾患に限られる。

● **人工股関節全置換術** THA：Total Hip Arthroplasty

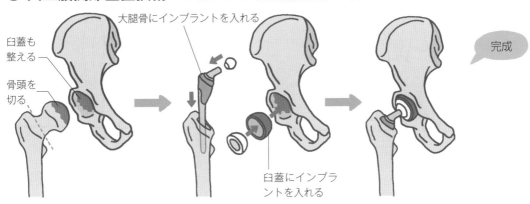

大腿骨にインプラントを入れる

臼蓋も整える

骨頭を切る

完成

臼蓋にインプラントを入れる

・臼蓋にもインプラントを設置する。
・長期成績が安定しているので、**変形性股関節症**をはじめ適応は広い。

● BHA と THA くらべました

	手術時間	皮膚切開	切除部位	術後脱臼	長期成績
BHA	短い	短い	骨頭のみ	少ない	15〜20 年
THA	長い	長い	骨頭と臼蓋表面	多い	20〜30 年

・THA に比べ、**BHA は手術時間が短く出血量が少ない**。

・**BHA は術後脱臼も少ない**ため、高齢者の大腿骨頚部骨折の治療に用いられる。

・**BHA の長期成績は THA に比べて劣る**ため、高齢者以外には使用されない。

● THA 後の脱臼

・人工股関節は脱臼しやすいため、整形外科医をしていると結構な頻度で遭遇する。

・**脱臼方向は前方・後方の 2 つ**あり、整復する方向もまったく違う。

・脱臼肢位は一目瞭然で、**マリリン・モンローなら後方**、**ダビデ像なら前方**。

・整形外科らしく方向で表現すると、後方脱臼⇔前方脱臼は屈曲⇔伸展、内転⇔外転、内旋⇔外旋と正反対。

・マリリン・モンローとダビデ像も、現代⇔古代、女⇔男、人間⇔像と正反対。

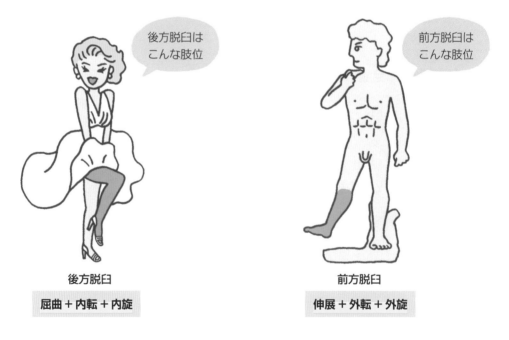

後方脱臼はこんな肢位

前方脱臼はこんな肢位

後方脱臼

屈曲 ＋ 内転 ＋ 内旋

前方脱臼

伸展 ＋ 外転 ＋ 外旋

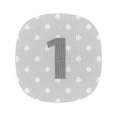

1 膝関節の解剖　　体を支える蝶番関節

● **構成**　**膝関節＝骨（大腿骨、膝蓋骨、脛骨）＋靭帯＋半月板**

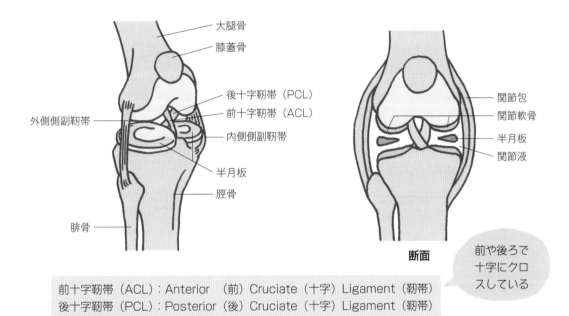

大腿骨
膝蓋骨
後十字靭帯（PCL）
前十字靭帯（ACL）
外側側副靭帯
内側側副靭帯
半月板
脛骨
腓骨

関節包
関節軟骨
半月板
関節液

断面

前や後ろで
十字にクロ
スしている

前十字靭帯（ACL）：Anterior　（前）Cruciate（十字）Ligament（靭帯）
後十字靭帯（PCL）：Posterior（後）Cruciate（十字）Ligament（靭帯）

● **十字靭帯**　**前後の安定性を担う**

・十字靭帯が切れると前後の不安定性が出現するため、以下の診察を行い確認する。

✿ **前十字靭帯損傷の診断**

・**前方引き出しテスト**（膝関節屈曲 90°）と **Lachman テスト**（膝関節屈
曲 20°）がある。

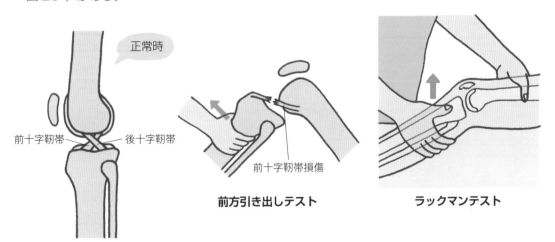

正常時

前十字靭帯
後十字靭帯
前十字靭帯損傷

前方引き出しテスト　　**ラックマンテスト**

✿ 後十字靭帯損傷の診断

・**後方引き出しテスト**（膝関節屈曲90°）のみ。

✿ 前十字靭帯の検査法のみが2つある理由

・前十字靭帯は2つの線維で構成されており、屈曲90°
で緊張する部分と、屈曲20°くらいで緊張する部分が
あるため、2種類の屈曲角度での検査がある。

・後十字靭帯も2つの線維で構成されているが、ほとん
どが90°屈曲で緊張するため、後方引き出しテストし
かない。

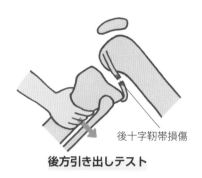

後十字靭帯損傷

後方引き出しテスト

● 側副靭帯　内外側の安定性を担う

内側側副靭帯（MCL）：Medial（内）Collateral（側副）Ligament（靭帯）
外側側副靭帯（LCL）：Lateral（外）Collateral（側副）Ligament（靭帯）

✿ 内側側副靭帯損傷の診断

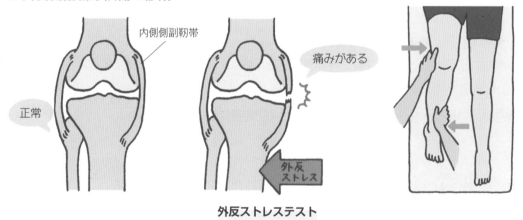

内側側副靭帯

痛みがある

正常

外反
ストレス

外反ストレステスト

➡ **外側側副靭帯損傷は反対の操作で、内反ストレステストを行う**

● 半月板　クッションの役割

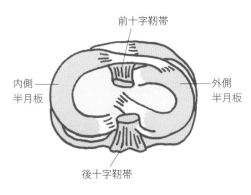

前十字靭帯

内側半月板

外側半月板

後十字靭帯

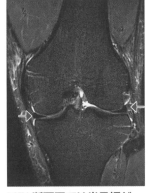

にてる…

**MRI 断面図では半月板が
→のように観察できる**

✿ 半月板損傷の診断

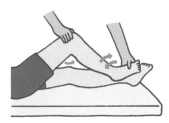

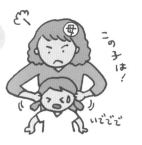

グリグリされて
痛いかどうか

この子は！

いででで

McMurray テスト：膝の回転
足を持って下腿を捻りながら膝を伸ばして、
痛みがあるかどうか

マクマレー

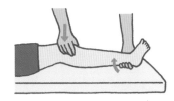

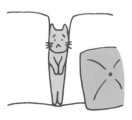

挟まれて痛
いかどうか

膝過伸展テスト：膝の曲げ伸ばし
膝を過伸展して痛みがあるかどうか

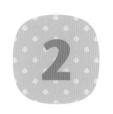

2 下肢の神経

✿ 神経

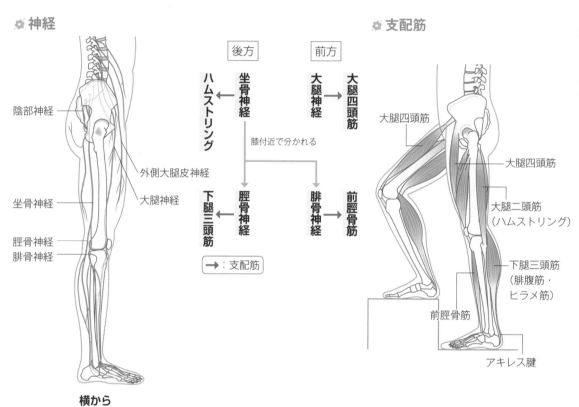

陰部神経

外側大腿皮神経

坐骨神経

大腿神経

脛骨神経
腓骨神経

横から

後方			前方
ハムストリング	←	坐骨神経	大腿神経 → 大腿四頭筋

膝付近で分かれる

| 下腿三頭筋 | ← | 脛骨神経 | 腓骨神経 → 前脛骨筋 |

➡：支配筋

✿ 支配筋

大腿四頭筋

大腿四頭筋

大腿二頭筋
（ハムストリング）

下腿三頭筋
（腓腹筋・ヒラメ筋）

前脛骨筋

アキレス腱

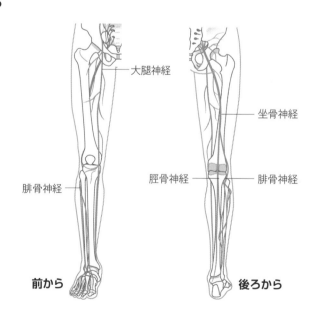

大腿神経

腓骨神経

前から

坐骨神経

脛骨神経

腓骨神経

後ろから

● 下肢の神経伸展テスト

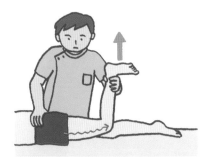

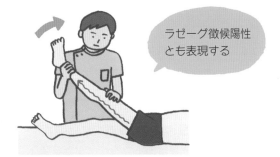

痛みがあれば陽性
（神経に異常あり）

ラゼーグ徴候陽性
とも表現する

FNS テスト (Femoral Nerve Stretch Test)

大腿神経伸展テスト
=
大腿前面の神経（大腿神経）を伸ばす

SLR テスト (Straight Leg Raising Test)

下肢伸展挙上テスト
=
下肢後面の神経（坐骨神経）を伸ばす

coʟumn

● 四肢の神経血管と戦国武将

　歴史上の人物は年齢を重ねるごとに名前が変化します。同じ人物なのに覚える事柄が2倍になるため、私はこの習慣が大嫌いでした。大学受験の際は迷うことなく地理を選択しています。織田信長は小さなころは吉法師（きっぽうし）とよばれていましたが、元服して信長に変化しています。

　この面倒くささにふたたび遭遇したのは大学2年時の解剖の授業でした。大腿動脈は膝付近でなぜか膝下動脈と名称が変化します。**坐骨神経は膝付近で2本に分かれるため、それぞれに脛骨神経、腓骨神経という名前が付きます**。総坐骨神経→第一坐骨神経、第二坐骨神経などにしてくれれば覚えやすいのですが、そうはいかないようです。

3 腓骨神経麻痺　看護の力で防ごう！

● 病態

・**ベッドで寝ていると**下肢は股関節で**外旋**する。

・そのため、下肢の**外側が圧迫**されやすい。

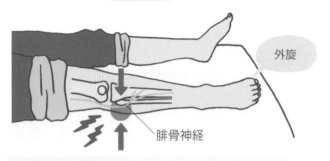

外旋

腓骨神経

下肢牽引時の外旋、ギプスなどの圧迫で麻痺を起こしやすい

・**腓骨神経は後方から外側へ回り込んでいるため、腓骨頭で圧迫されやすい。**

・脛骨神経は内側へ回り込むため、圧迫されることは少ない。

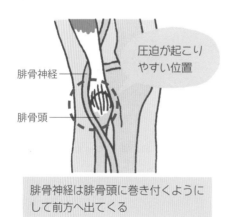

圧迫が起こりやすい位置

腓骨神経

腓骨頭

腓骨神経は腓骨頭に巻き付くようにして前方へ出てくる

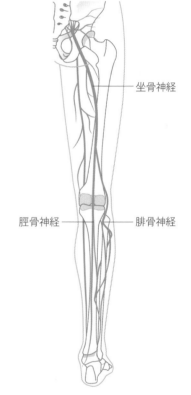

坐骨神経

脛骨神経

腓骨神経

下肢治療中にもっとも発生しやすいのが腓骨神経麻痺。

看護の際は症状の有無を定期的に確認し、早期に発見し対策を立てることが重要！

● 症状

・**足背部、下腿外側の感覚障害**が発生する。

・総腓骨神経から深・浅腓骨神経に分かれるが、深腓骨神経の感覚領域は狭い。

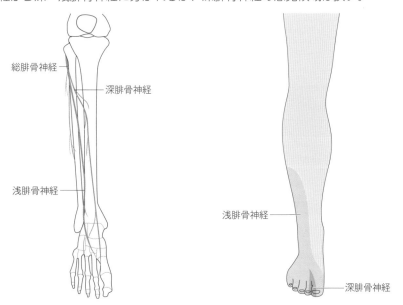

✿ 下垂足

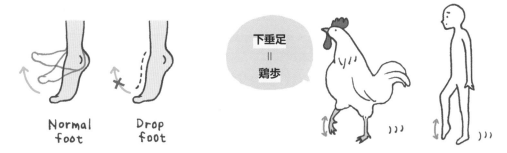

・前脛骨筋や足趾伸筋が麻痺するため、足関節の背屈や足趾の伸展ができなくなる。

・歩行時には**下垂足（Drop foot）**になるため、スリッパなどの踵がない履物はすぐ脱げてしまう。

・足趾が床に当たらないように膝を高く上げる**鶏歩**とよばれる歩き方になる。

くくって覚えよう

4 整形外科の鏡視下手術

● 内視鏡

⚙ 軟性鏡

気管支、消化管
検査で使用
↓
長い、柔らかい、
自在に曲がる

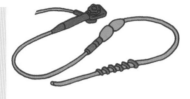

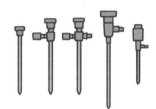

整形外科の
内視鏡

⚙ 硬性鏡

関節鏡検査、腹腔
鏡検査、膀胱鏡検
査で使用
↓
短い、硬い、
曲がらない

● 整形外科の関節鏡視下手術

・膝や肩など、大きな関節ほど手術件数が多い。

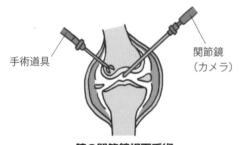

手術道具

関節鏡
（カメラ）

膝の関節鏡視下手術

・関節に水を注入し、パンパンに膨らませる。
・直径 8mm の筒を関節内に 2 箇所挿入、カメラ
と手術道具をそれぞれ入れる。

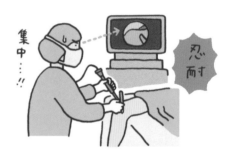

集中…!!

忍而す

モニターで手術道具の先を
見ながら処置を行う

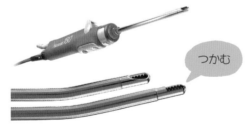

つかむ

（提供：日本ストライカー株式会社）

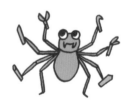

手術道具にはさま
ざまな手がある

手術道具の種類

・プローブ（引っ掛けて引っ張る）
・鉗子（つかむ、ちぎる）
・シェーバー（削る）
・電気レーザーメス（焼く）

● 脊椎の鏡視下手術

✿ 鏡視下 Love 法
ラ　ブ

・1つの太めの筒の中にカメラと手術道具の両方を入れ、奥を見ながら操作する。

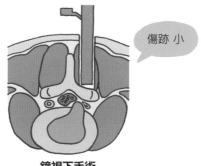

傷跡 小

鏡視下手術

鏡視下で手術が実施できれば、患者さんにとっては良い点が多い

⟷

鏡視下で確認しにくい場所は処置が不完全になる可能性がある。その場合は直視下手術への切り替えが必要

	鏡視下手術	直視下手術
術創	小さい	大きい
入院期間	短い	長い
術野	狭い	広い
複雑な手術	困難	可能

すこし見づらい

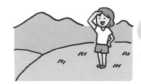

よく見える

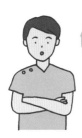

「明日（あした）には
延期できない
鏡視下（きょうしか）手術」
——著者 心の俳句

● 整形外科医を悩ます和の生活

　変形性関節症は年齢とともに罹患頻度が上昇する変性疾患の代表です。高齢女性に多く発症し、膝・股関節に好発します。60歳以上には人工関節置換術が選択されます。人工関節の除痛効果は抜群で、耐久性も向上しています。しかし、膝関節の可動域獲得、股関節の脱臼防止に関しては未だに解決されていません。

　和式の生活に欠かせない正座は、膝関節の屈曲150°以上が必要です。人工膝関節が許容している屈曲角度は120〜130°なので、術後に痛みは取れても、正座はできませんし、無理すると壊れる危険もあります。股関節は80°程度の屈曲で正座可能ですが、脱臼の危険が付きまといます。

　和式トイレは、正座と同じくらい膝関節に負担をかけますし、洋式に比べるとその不安定感は半端なく強いと言わざるをえません。ちゃぶ台での食事、こたつを囲んでの団らん、湯船につかっての入浴、布団を敷いての就寝、どれも危険が高いです。

　術後避けていただきたい動作を理解することは、人工関節を上手に使うために大切な要素です。その項目が多すぎると混乱し、理解できないと、かえって危険です。私は高齢の患者さんには**「アメリカ人の生活をお願いします」**と説明しています。アメリカ人は、テーブルで食事し、ソファーで団らん、立ったままシャワーで体を洗い流し、ベッドで就寝します。

　和式の生活スタイルは洋式に比べて難易度が高いため、訓練としては効果的と思われます。整形外科医としては、発育期には和式の生活で関節の柔軟性や筋力を獲得し、高齢になったら可動域が小さく、少ない筋力でも安定した動作が可能な洋式の生活を送ってもらいたいのです。

　しかし、人間、若いときにはゴージャスな洋式生活にあこがれ、年を重ねるほどに、趣のある和式生活に魅力を感じるものです。

　この事実が高齢者医療に携わる、整形外科医を悩ませる根本原因かもしれません。

🌱 和式と洋式の生活 くらべました

	和式	洋式
食事	日本の伝統「ちゃぶ台返し」	『奥様は魔女』で洋式生活にあこがれた
トイレ	できないこどもも多いらしい	洋式トイレは考えごとができる
お風呂	湯船に入る動作は危険がいっぱい	洋式はシャワーのみ
団らん	こたつは入るまではたいへん。足が引っかかりやすい	すぐ座れるソファー
就寝	寝るまでもたいへん。かたづけるのも一苦労	酔って帰ってもすぐに寝れる
冠婚葬祭	正座が基本	歌う必要はある

●「手術は成功しました」

手術室を出てきた直後に駆けつけたご家族に対し、「手術は成功しました」と執刀医が説明するシーンは医療系ドラマでよく見かけます。

「いずれ言うときが来るだろう」と、学生時代から思っていましたが、私自身はこの言葉を、**現在まで一度も使ったことがありません。**

整形外科手術の目的は、痛みを取り除き、関節を動くようにしたり、歩行可能な状態にすることです。したがって、「手術が成功した」と判断できるのは、大腿骨頸部骨折の患者さんが歩けるようになって退院した時点や人工関節がゆるみなく機能していた 20 年後などです。

術直後にできる説明は、うまくいったときでも「予定どおり終わりました」が精一杯で、成功したかどうかは時間が経ってみないとわからない、というのが正確な表現です。もし、「成功しました」と術直後に言い切ってしまえば、「退院時に歩けないあなたが悪い」という理屈になってしまいますからね。

でも、かっこいいですよね。一度でいいから、術直後に「成功しました」と無責任に言い放ってみたいものです。

最後に、医師になる前に予想していたが、いまだ実現していない出来事を 2 つ挙げておきます。

①産気づいた妊婦を前に「どなたかお医者さまは居ませんか？」と客室乗務員が叫び、手を挙げる

②「傷は浅いぞ！」と誰かを励ます

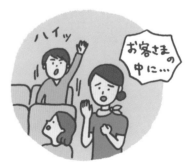

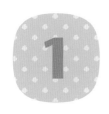
1 足の解剖

歩行に必要な機能が満載

● 足を構成する骨　片足26個、両足で全身の25%の骨が密集（52/206個）

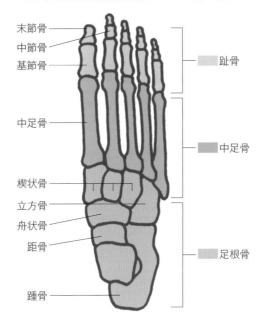

末節骨
中節骨
基節骨

中足骨

楔状骨
立方骨
舟状骨
距骨

踵骨

趾骨
中足骨
足根骨

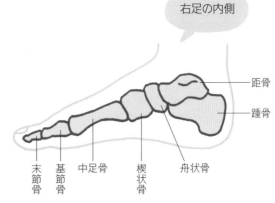

右足の内側

距骨
踵骨

末節骨　基節骨　中足骨　楔状骨　舟状骨

☘ 足根骨の覚え方

「巨匠の舟に楔立つ」

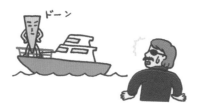

ドーン

巨→距骨	**楔**→第1～3楔状骨
匠→踵骨	**立**→立方骨
舟→舟状骨	

● 横アーチの仕組み

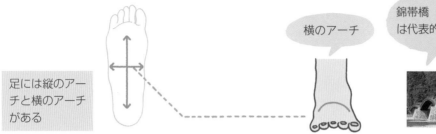

足には縦のアーチと横のアーチがある

横のアーチ

錦帯橋（山口県岩国市）は代表的な木造アーチ橋

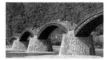

✿ 楔状骨

楔。固い木材や金属で作られたV字形または三角形の道具

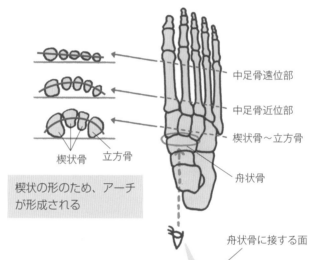

中足骨遠位部

中足骨近位部

楔状骨〜立方骨

舟状骨

楔状骨　立方骨

楔状の形のため、アーチが形成される

舟状骨に接する面

楔を打ち込んで割れて、3つになったように見えなくもない

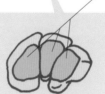

136

● 縦アーチの仕組み

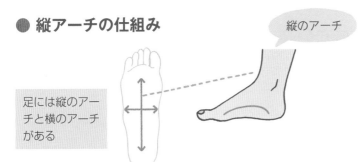

縦のアーチ

足には縦のアーチと横のアーチがある

✿ 足底腱膜の役割

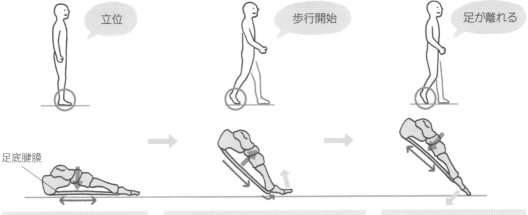

立位

歩行開始

足が離れる

足底腱膜

足底腱膜は踵と足趾を連結している

移動の際に足趾が背屈することで足底腱膜は牽引され、アーチが高くなる

バネ効果で歩行の際の推進力を生み出す

● 足部の筋肉　筋の作用方向と支配神経

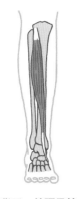

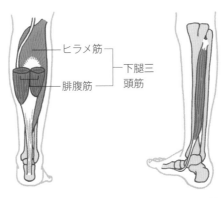

ヒラメ筋
下腿三頭筋
腓腹筋

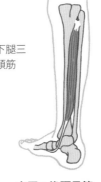

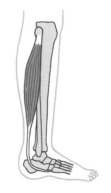

背屈：前脛骨筋
（腓骨神経）

底屈：下腿三頭筋
（脛骨神経）

内反：後脛骨筋
（脛骨神経）

外反：長、短腓骨筋
（腓骨神経）

2 足の変形

● アーチの乱れによる変形

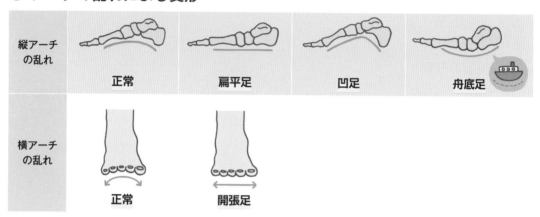

縦アーチ の乱れ	正常	扁平足	凹足	舟底足

横アーチ の乱れ	正常	開張足

● 筋バランスの乱れによる変形

脳性麻痺、二分脊椎、脊髄損傷、脳卒中などの麻痺性疾患で発生する

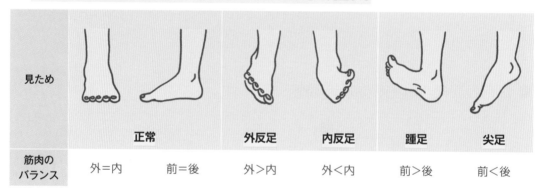

見ため	正常		外反足	内反足	踵足	尖足
筋肉の バランス	外＝内	前＝後	外＞内	外＜内	前＞後	前＜後

尖足は脳脊髄
由来の麻痺、
下垂足は末梢神経
の麻痺による変形
なんだね！

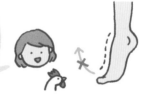

正常足が腓骨神経麻痺を起こした場合は下垂足とよばれる → p.129

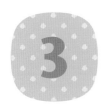 **足関節の解剖**

● **骨** 腓骨＋脛骨＋距骨＝足関節

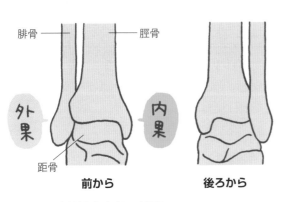

前から **後ろから**

・腓骨の遠位端突出部は**外果**。

・脛骨の遠位端突出部は**内果**。

● **靭帯**

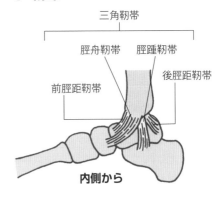

内側から

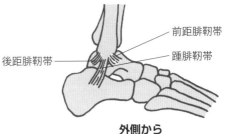

外側から

内外側ともに靭帯で強固に
補強されている

● **可動域** 背屈と底屈

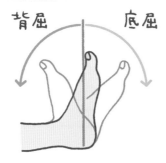

基本構造は蝶番関節（1方向にしか動かない：背屈と底屈）

地面からの衝撃がまともに伝わる大関節＝足関節

内外側へ倒れてしまうと捻挫や骨折が発生する ➡ p.140

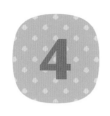

4 足関節の捻挫

● 受傷機転　足首が動いてはいけない方向へ倒れてしまうと発生する

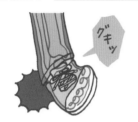

足関節の内果は外果より長さが短いため、距骨は内側へ倒れやすい

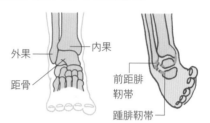

頻度	多い	少ない
損傷靱帯	・前距腓靱帯 ・踵腓靱帯 ・後距腓靱帯	・三角靱帯

● 靱帯損傷の程度

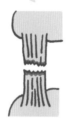

伸びただけ

X線では異常を認めない

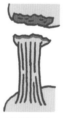

X線でわかることもある

非断裂　　部分断裂　　完全断裂　　剥離骨折

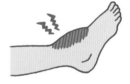

腫脹、皮下出血、圧痛などを総合的に判断して診断する

● 治療　ほとんどの症例では保存治療が選択される

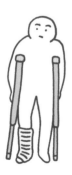

足部の固定と松葉杖による免荷歩行

不安定性が強い場合は**靱帯縫合術**が選択されることもある

足関節外傷の受傷機転はなぜ内外側方向なのか？

関節技コラム → p.20 でも説明したように、動かせる範囲を超えると関節は痛んでしまう。足関節の場合は底背屈方向の蝶番関節なので、内外側が動いてはいけない方向となる。

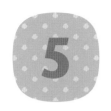

5 足関節の骨折

足関節はわかりにくい骨折、腫れがひどくどこが痛むのかわからない状況が発生しやすい場所です。骨折の機序を理解しておくことで、損傷部位の推測が可能となります。

● 骨折の機序

①足部の内反

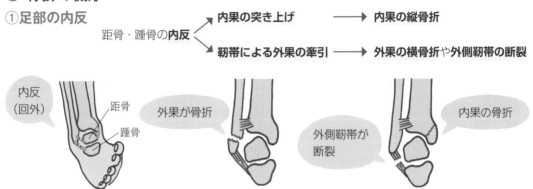

距骨・踵骨の**内反**
→ **内果の突き上げ** ⟶ **内果の縦骨折**
→ **靭帯による外果の牽引** ⟶ **外果の横骨折や外側靭帯の断裂**

内反
（回外）
距骨
踵骨

外果が骨折

外側靭帯が断裂

内果の骨折

内果に縦の骨折線が認められる場合は、外果に骨折がなくても、外側の靭帯が切れている可能性がある

②足部の外反

距骨・踵骨の**外反**
→ **外果の突き上げ** ⟶ **外果の斜骨折や脛腓靭帯の断裂**
→ **靭帯による内果の牽引** ⟶ **内果の横骨折や三角靭帯の断裂**

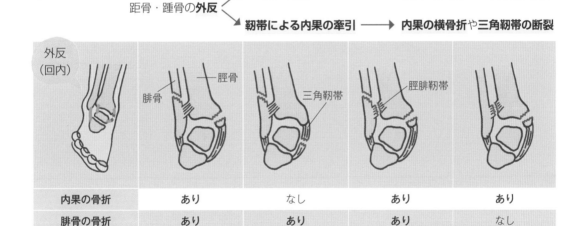

外反
（回内）
腓骨
脛骨
三角靭帯
脛腓靭帯

内果の骨折	あり	なし	あり	あり
腓骨の骨折	あり	あり	あり	なし
三角靭帯の断裂	なし	あり	なし	なし
脛腓靭帯の断裂	なし	なし	あり	あり

さまざまな損傷の組み合わせがある。
損傷したところを見逃さず修復、固定することが必要。

6 アキレス腱断裂

気を付けよう、お父さん

● アキレス腱とは

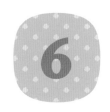

ギリシア神話に登場する英雄アキレウスの弱点だったことから命名

Weak Point

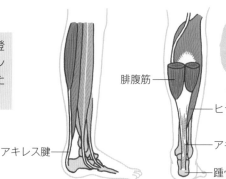

下腿三頭筋（腓腹筋＋ヒラメ筋）の遠位はアキレス腱となり、踵骨に付着する

腓腹筋

ヒラメ筋

アキレス腱

踵骨

アキレス腱

● 原因　30～50歳のスポーツ愛好家に多く、レクリエーション中の受傷が多い

英雄になりたかった父

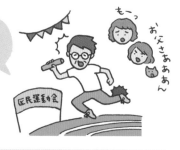

・普段、運動していない人が張り切ると危ない。
・転倒したまま立ち上がれないので、休日でも病院へ直行。

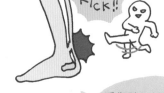

受傷時には、「後ろから誰かに蹴られた」ような衝撃を感じることが多い

● 診断　Thompson テスト

・ふくらはぎ（下腿三頭筋）を握っても、アキレス腱が切れているため、足がまったく動かない。

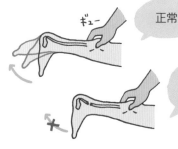

ギュー

正常

トンプソンテスト陽性
＝
アキレス腱断裂

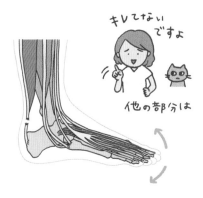

アキレス腱以外は切れてい
ないので、自分で足首を動
かすことはできる

● 治療

手術治療：アキレス腱縫合術

保存治療

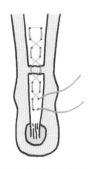

・保存治療も可能。
・ただし、固定期間が長くなる。

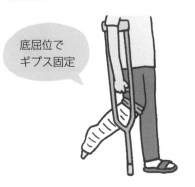

底屈位で
ギプス固定

● 後療法

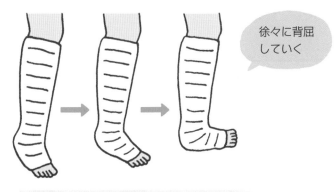

徐々に背屈
していく

・走れるようになるには6カ月以上かかる。
・来年の運動会はおそらく参加可能。

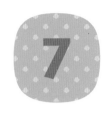 **外反母趾** 圧倒的に女性に多い

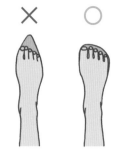

● 原因

- ・関節が柔らかく、筋力の弱い女性に多い。
- ・開張足（横アーチ筋の退化）。
- ・歩行距離の減少による足部筋力の低下。
- ・足に合わない靴。

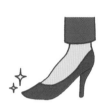

先の尖ったハイヒールは、外反母趾になりやすい

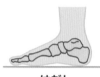
はだし

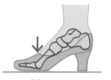
低いヒール

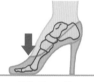
高いヒール

> ヒールが高いほど体重が前足部に集中し、母趾は外側に押される

● 診断

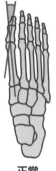

外反母趾角
（HV 角）

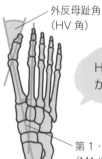

> HV 角、M 1/2 角が広がる

```
正常値
HV 角　　：15°未満
M 1/2 角：10°未満
```

第 1・2 中足骨間角
（M1/2 角）

正常　　**外反母趾**

● 保存治療

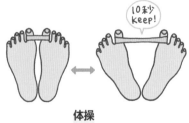

10秒
keep!

体操　　**装具**

なんらかの方法で外反した母趾を内側へ向ける

● 手術治療

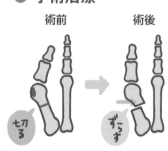

術前　　**術後**

切る　　ずらす

中足骨骨切り術

手と足 まとめました

・外見は大きく異なり、手指の巧緻性は足と比較して、雲泥の差。

・しかし、骨自体を比較してみると、基本構造は同じなので、**手と足の骨を対比して覚えると労力が少なく済む。**

> 直立歩行を開始して
> およそ400万年、
> 前足は手に進化した

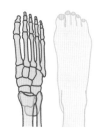

> 外観は大きく違う
> が、骨は似ている

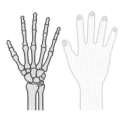

● 骨の構成

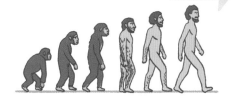
趾骨　指骨

DIP
PIP
MP

末節骨
中節骨
基節骨

DIP
PIP
MP

中足骨　中手骨

手根骨

足根骨

橈骨　尺骨

> 末・中・基節骨はまとめて、
> 足では趾（節）骨、
> 手では指（節）骨とよばれる。
> 手根骨を除く骨および関節は同
> じ本数で、名称もほぼ同じ。

> 足根骨は7個だが、手根
> 骨は8個ある。舟状骨の
> み両方に存在している。

● アーチ構造

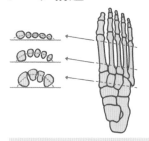

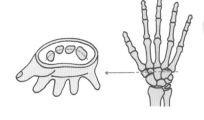

> 手にもアーチ構造
> が存在し、手根管
> を形成している

足では1〜3楔状骨と立方骨、手では大・小菱形骨と有頭骨・有鈎骨、
いずれも4つの骨でアーチが構成される

● 可動域

✿ 屈曲、伸展

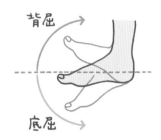 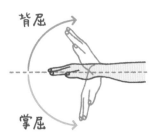

正式表現	慣用表現（足）	慣用表現（手）
屈曲	底屈	掌屈
伸展	背屈	背屈

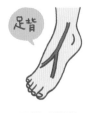 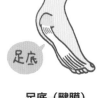 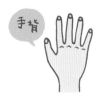

足背（動脈）　　足底（腱膜）　　　　　　手背　　　手掌

足背、足底、手背、手掌という表現があるため、足・手関節の屈曲・伸展は、**慣用的に底屈、背屈、掌屈とよばれている**

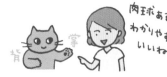

✿ 回内、回外

足では正式名称と慣用表現で内、外が逆になるのが、ややこしい

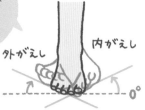 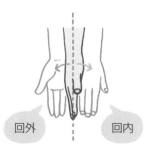

正式表現	慣用表現（足）	慣用表現（手）
回内	外がえし、外反	なし（回内）
回外	内がえし、内反	なし（回外）

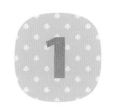 **こどもの骨** 　軟骨が多くやわらかい

● 骨の折れ方

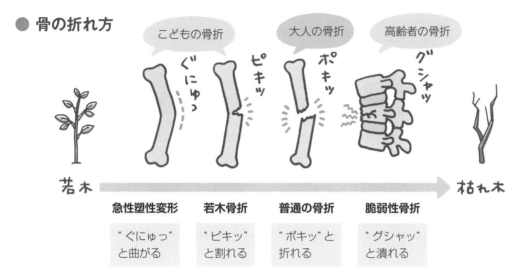

● 骨の成長

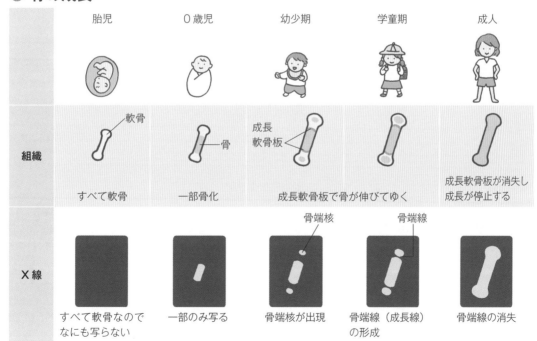

・骨端核が大きくなると、成長軟骨板が X 線上で線に見え**骨端線**とよばれる。

・骨端線が見えている間は背が伸びるので、**成長線**ともよばれる。

骨端線にはさまざまなよばれ方がある

	X線上での名称	組織上の分類	役割での分類	区別のための分類
名称	骨端線	成長軟骨板	成長線	骨端軟骨
意味合い	骨の端に存在する線	成長に関与する軟骨の板	成長しているこどもに存在する線	関節軟骨と区別するための呼称

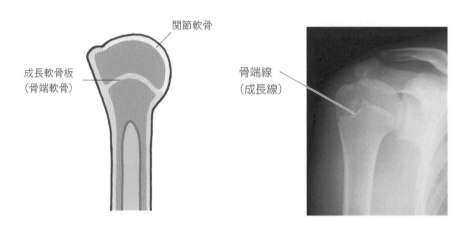

関節軟骨

成長軟骨板
（骨端軟骨）

骨端線
（成長線）

● 骨端線が臨床で活用されている例

・**Risser sign**（リッサー サイン）：腸骨の骨端線出現の状況に基づく分類。

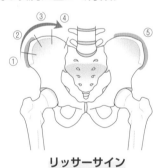

リッサーサイン

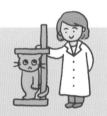

0：骨端核がまったく出現していない状態
1：骨端核（骨端線）が腸骨稜の1/4まで出現
2：骨端核（骨端線）が腸骨稜の1/2まで出現
3：骨端核（骨端線）が腸骨稜の3/4まで出現
4：骨端核（骨端線）が腸骨稜の全域に出現
5：骨端線が消失（女性15〜6歳、男性17〜8歳）

・リッサーサインを観察することで、どれくらいの期間、背が伸びるかを予想できる。
・リッサーサイン5は成長の停止を示し、側弯症の装具治療終了の有力な指標となる。

2 骨端線部の損傷

・構造的に弱い骨端線が存在する**こども特有の骨折**。

● 原因＝外傷

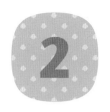

転倒

Salter-Harris の分類
（ソルター ハリス）

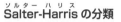

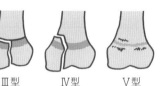

骨幹端
成長
軟骨板
骨端

正常　　I型　　II型　　III型　　IV型　　V型

> ・**I→Vに進むほど予後が悪い。**
> ・骨端線が骨折により分断されているIIIおよびIV型は手術で正確に整復・固定する必要がある。
> ・V型は長軸方向の圧迫力により骨端線自体が広範囲に潰れている状態。したがって、どんな治療を行っても予後は不良。

● こどもの球関節に生じるソルター・ハリスI型損傷

・関節のなかでは可動方向が多い球関節（肩・股）に多い。

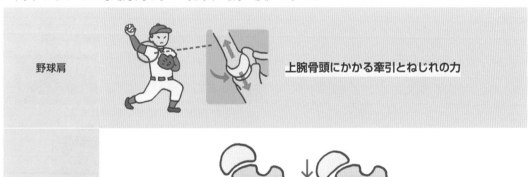

野球肩　　　　　　　**上腕骨頭にかかる牽引とねじれの力**

大腿骨頭すべり症

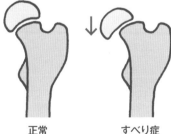

大腿骨頭に圧がかかる

正常　　　　すべり症

・大腿骨頭に圧がかかり（体重）、骨端線部ですべる。
・体格のよいこどもに発生する。
・骨端線部は軟骨細胞が柱状に配列しているため、強度が低い。

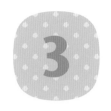 **先天性股関節脱臼** 　早期発見が治療の第一歩

● 病態

・乳幼児期に股関節が脱臼している状態。

・生まれたときから脱臼していたかは誰にもわからないのに「先天性」はおかしいといわれ、**「発育性股関節形成不全」** と記載されるようになりつつある。しかし、この病名も覚えにくい。

✿ 体表　後方、上方へ脱臼するため、体表から以下の所見が観察できる（イラストは右脱臼）

患側　　　健側

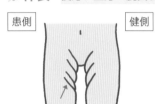

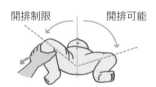

開排制限　　　　開排可能

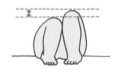

大腿皮膚溝の左右差
上方へ脱臼して脚が短くなるので、しわが増える

開排制限
脱臼すると開きが悪くなる

アリス　サイン
Allis sign
後方へ脱臼するので、膝の高さが低くなる

✿ 骨

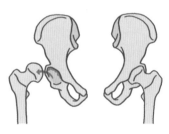

● 患者背景

・女児に多く、骨盤位分娩や家族歴があると発生率が高いことがわかっている。

整形外科医から健診担当医師向けに作成されたパンフレット

乳児股関節健診の推奨項目と二次検診への紹介

①股関節開排制限（開排角度）
開排制限の見方：股関節を 90 度屈曲して開く。
開排角度（右図の a）が 70 度以下、すなわち、
開排制限角度（右図の b）が 20 度以上、の時に
陽性とする。

特に向き癖の反対側の開排制限や左右差に注意する

②大腿皮膚溝または鼠径皮膚溝の非対称

大腿皮膚溝の位置、数の左右差、　鼠径皮膚溝の深さ、長さの左右差に注意

③家族歴：血縁者の股関節疾患

④女児

⑤骨盤位分娩（帝王切開時の肢位を含む）

二次検診への紹介について

・　股関節開排制限が陽性であれば紹介する

・　または②③④⑤のうち 2 つ以上あれば紹介する

・　健診医の判断や保護者の精査希望も配慮する

その他：秋冬出生児に多く、股関節開排時の整復感（クリック）や股関節過開排にも
注意が必要。
問診、身体所見のみで乳児股関節異常をもれなくスクリーニングすることはできない。

日本整形外科学会・日本小児整形外科学会

● 診断

・産婦人科健診で多用されるエコーで診断が可能。

・本人に直接エコーを当てて、股関節の状態を確認できる。

・軟骨が多いので、X線では診断が難しいこともある。

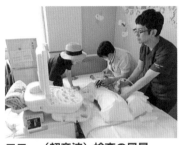

エコー画像

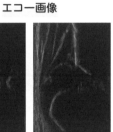

エコー（超音波）検査の風景　　　**正常**　　　**脱臼**

● 予防

・股関節が安定する開排位で抱っこする。

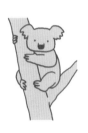

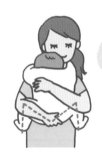

コアラ抱っこで予防
（後ろから見てM字）

● 治療

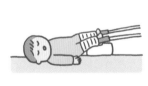

水平けん引で
引き下げて……

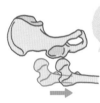

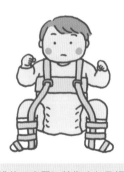

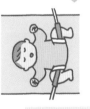

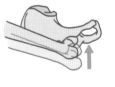

開排牽引で
整復する

開排位で容易に整復される場合
↓
リーメンビューゲル装具
（外来）

整復ができない場合
↓
牽引療法（入院）

● 股関節の開排

・屈曲 90°の位置から始まる外方向への角度。

・**乳幼児特有の可動域用語。**

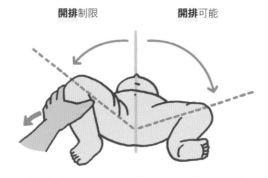

開排制限　　　　**開排**可能

乳幼児の股関節開排 70°以下は開排制限
ありとされる
↓
開排制限がある場合、脱臼が疑われる

「小児股関節を担当す
る者は、1度はコアラ
を抱っこしてみよ」と
先輩から言われたこと
がある

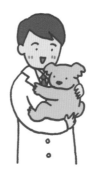

コアラ抱っこは股関節開排位

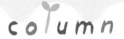

● 乳幼児の運動器健診は、なぜ股関節だけなのか

乳幼児の代表的疾患に、先天性内反足と先天性股関節脱臼があります。

先天性内反足が健診での確認疾患に挙げられていない理由は、変形がわかりやすいためです。実際、出生直後にお母さまが連れてくるか、産婦人科の医師から紹介されることがほとんどです。

「先天性」という枕詞（まくらことば）に異を唱える整形外科医はいません。お母さんのお腹から出てきたときに、変形していれば「先天性」確定です。

一方、股関節はお尻という筋肉と脂肪の塊で覆われているので、脱臼していてもわかりにくく、乳幼児健診での確認疾患に昔から組み込まれています。実際、健診で疑われて紹介されることがほとんどで、出産直後に診断されることはまれです。

したがって「先天性」なのか誰もわからないことがほとんどです。近年、「先天性」という表現を避ける目的で、**発育性股関節形成不全**という病名が提唱されていますが、脱臼という言葉までなくしてしまったため、疾患の病態からはほど遠い表現になっています。

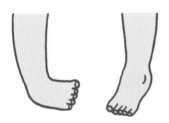

先天性内反足はわかりやすい

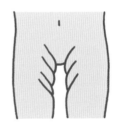

先天性股関節脱臼はわかりにくい

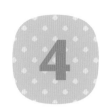 **側弯症** 健診で毎年確認

● 所見

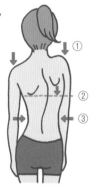

両方の手のひらを合わせ、膝を伸ばしたままでゆっくりおじぎをさせる

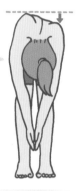

立位姿勢
左右差があれば側弯症を疑う
①肩の高さ
②肩甲骨の高さや突出具合
③ウエストライン（腰のくびれ）

前屈姿勢
背中の傾き

● 診断に使う指標

もっとも傾いている椎体の上縁と下縁を延長して交わる角度
= Cobb 角

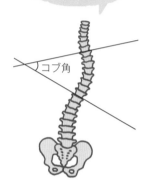

コブ角

● 治療　コブ角 10〜25°：経過観察、25〜40°：装具療法、40°〜：手術治療を検討

⚙装具療法

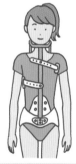

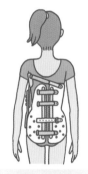

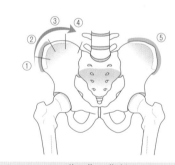

ミルウォーキー型
第6胸椎より近位の曲がりを矯正する場合は、顎を固定せざるを得ない

アンダーアーム型
第7胸椎より遠位の曲がりを矯正する場合は、脇より遠位の固定で対応可能

Risser sign
リッサー サイン
身長の伸びとともに側弯が進行することがあるので、リッサーサイン 4 以上で、身長の増加が 1cm 以下になるまでは、装具療法を続ける ➡ p.148

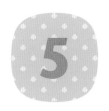

5 運動器の健診　ロコモって知ってる？

現在の日本の課題は、健康寿命（自分で身の回りのことができる状態）をいかにに延ばすかということ。内科系はメタボリックシンドローム、整形外科では関節、筋肉などの運動器が衰えないように**ロコモティブシンドローム** → p.171 という概念を提唱し、各年齢層に健診による注意喚起を行っている。このような背景で、最近は運動器健診に注目が集まるようになってきた。

● 健診・検診

健診	・健康診断のこと。健康であるか否かを確かめるもの
検診	・特定の病気を早期に発見し、早期に治療することが目的 ・乳がんや子宮頸がんなどの「がん検診」が代表例
法定健診	・日本国には、生まれてから数々の健診を受ける仕組みが各法律で決められている

乳幼児健診（母子保健法）　　　　　**学校健診（学校保健安全法）**

3〜4カ月、
1歳半、3歳

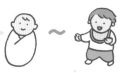

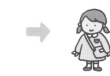

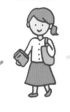

幼稚園〜
大学の毎年

発見が遅れがちで、かつ早期治療が有効な先天性股関節脱臼（3〜4カ月健診）および側弯症（学校健診）は古くから健診項目に入っている

職場健診（労働安全衛生法）　　　　**特定健康診査＝メタボ健診**
（国民健康保険法）

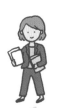

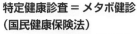

会社で働く労働者　　　　40〜74歳の医療保険加入者

・学校健診は運動器の診察に不慣れな内科系の医師が担当することも多い。
・保護者が記入可能な以下の項目を作成し、該当する場合は健診医より整形外科へ紹介してもらう仕組みが2016年より追加された。

①痛みがないか（腰そらし、腕や脚を動かして）　③片足立ちが5秒以上できるか
②腕や脚の動きに制限がないか　　　　　　　　　④しゃがみ込みができるか

● 大人とこどもの病名

　病態は同じでも、大人とこどもで呼び名が違う…。小児整形外科を担当していると、しばしば感じることです。例えば、分娩麻痺は分娩時に発生する「腕神経叢損傷」ですが、こども特有に「分娩麻痺」の呼び名がつけられています。この規則に準じると、バイク転倒事故による腕神経叢損傷は「バイク麻痺」ですが、そんな病名は聞いたことがありません。

　最初に"小児語"に出会った際は、新たな病名として認識してしまいますが、病態が同じであることを理解すれば、"くくって"暗記できます。

　大腿骨頭への血流が減少し、骨頭が死んでしまう大腿骨頭壊死症という病気があります。こどもの場合はペルテス病とよばれます。同じ病態ですが、こどもと大人では壊死骨の修復時間に大きな差があり、治療法は大きく異なります。

　このように、病態は同じでもこどもの驚異的な修復力により治療法が異なるため、違う病名がつけられている可能性はあります。

大人	こども	病態
大腿骨頭壊死症	ペルテス病	大腿骨頭への血流減少
腕神経叢損傷	分娩麻痺	腕神経叢の損傷
脳卒中	脳性麻痺	脳出血や脳梗塞による麻痺
脊髄損傷	二分脊椎	脊髄の損傷
弾発指	強剛母指	指屈筋腱の腱鞘炎
殿筋内骨頭	先天性股関節脱臼	生まれつき股関節が脱臼している

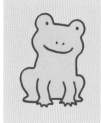

カエルの子はカエル…。
有名なことわざですが、
カエルの子はオタマジャ
クシですね

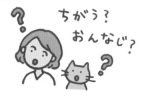

ちがう？
おんなじ？

● 整形外科のロゴマーク

　1741 年、パリ大学のニコラ・アンドリー教授が作成した教科書に書かれた木が、現在でも世界中の整形外科でシンボルマークとして使用されています。当時はこどもの奇形が多く、矯正しながら成長を待つ治療が中心で、それを示唆するようなものになっています。

　ちなみに、整形外科（Orthopaedic）は、まっすぐ矯正する（Ortho）、こども（Paedic）の 2 つを組み合わせた言葉です。こども特有の病名が存在するのは、この歴史背景の影響かもしれません。

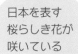

日本を表す桜らしき花が咲いている

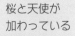

桜と天使が加わっている

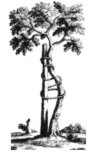

整形外科学を象徴する木

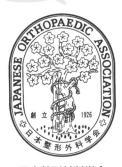

日本整形外科学会

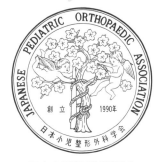

日本小児整形外科学会

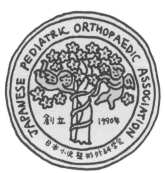

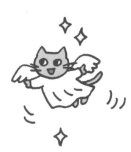

1 関節リウマチと 変形性関節症 まとめました

● 病態

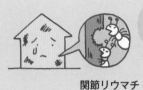

	関節リウマチ	変形性関節症
	関節リウマチは内部からの破壊	変形性関節症は経年的な傾き
原因	・免疫の異常（自己免疫疾患）	・関節軟骨の老化 ・肥満
病態	・滑膜組織の炎症、異常増殖 　→破壊物質の放出 （燃えている）	・軟骨の弾力性低下 ・使いすぎ
好発部位	・全身の関節（滑膜が存在するところ）	・体重がかかるところ（下肢や腰など）
血液検査	・白血球、CRP の上昇 ・リウマトイド因子 ・抗 CCP 抗体陽性	・正常
軟骨の状態	・破壊　（ぶっ壊す） 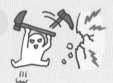	・摩耗（関節裂隙の狭小化）
骨の状態	・破壊　（骨破壊）  初期／滑膜／末期	・骨硬化：固くなる ・骨棘　：骨増殖 ・骨嚢胞：空洞ができる 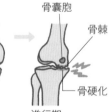 骨嚢胞／骨棘／骨硬化　正常　進行期　変形性膝関節症

尺側偏位
関節リウマチでみられる変形。関節が破壊されないと、このような変形は起きない

● 治療

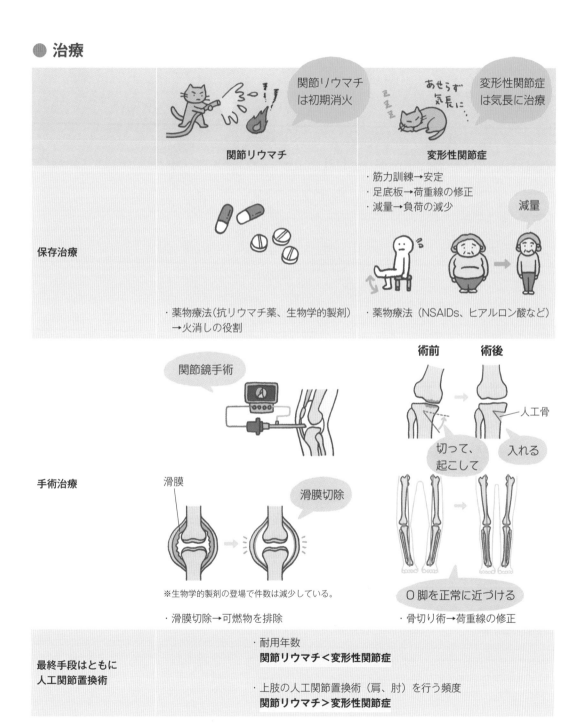

	関節リウマチ	変形性関節症
	関節リウマチは初期消火	あせらず気長に 変形性関節症は気長に治療
保存治療	・薬物療法（抗リウマチ薬、生物学的製剤）→火消しの役割	・筋力訓練→安定 ・足底板→荷重線の修正 ・減量→負荷の減少 減量 ・薬物療法（NSAIDs、ヒアルロン酸など）
手術治療	関節鏡手術 滑膜 滑膜切除 ※生物学的製剤の登場で件数は減少している。 ・滑膜切除→可燃物を排除	術前　術後 人工骨 切って、起こして　入れる O脚を正常に近づける ・骨切り術→荷重線の修正
最終手段はともに人工関節置換術	・耐用年数 **関節リウマチ＜変形性関節症** ・上肢の人工関節置換術（肩、肘）を行う頻度 **関節リウマチ＞変形性関節症**	

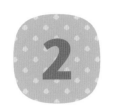

2 関節リウマチの診断

疑ってかかるための手段を解説します

● 診断基準

✿ 日本リウマチ学会

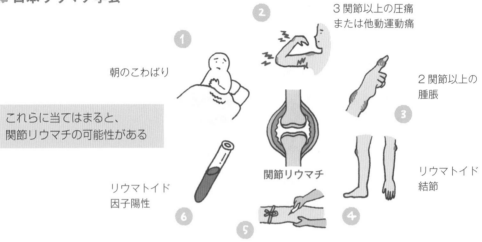

② 3 関節以上の圧痛
または他動運動痛

① 朝のこわばり

これらに当てはまると、
関節リウマチの可能性がある

③ 2 関節以上の
腫脹

⑥ リウマトイド
因子陽性

関節リウマチ

④ リウマトイド
結節

⑤ 赤沈値 20mm 以上の
高値または CRP 陽性

✿ 米国 / 欧州リウマチ学会
（ACR/EULAR）

早期に診断
できる

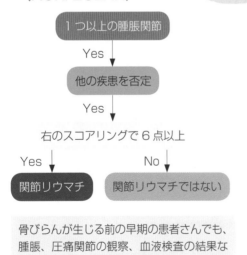

1 つ以上の腫脹関節

Yes ↓

他の疾患を否定

Yes ↓

右のスコアリングで 6 点以上

Yes ↓ | No ↓

関節リウマチ | 関節リウマチではない

骨びらんが生じる前の早期の患者さんでも、
腫脹、圧痛関節の観察、血液検査の結果な
どから関節リウマチと診断できる

	スコアリング	点
腫脹または圧痛のある関節数	・大関節の 1 カ所	0
	・大関節の 2〜10 カ所	1
	・小関節の 1〜3 カ所	2
	・小関節の 4〜10 カ所	3
	・最低 1 つの小関節を含む 11 カ所	5
血清反応	・リウマトイド因子、抗シトルリン化ペプチド（CCP）抗体の両方が陰性	0
	・リウマトイド因子、抗 CCP 抗体のいずれかが低値陽性（正常値上限の 3 倍以内）	2
	・リウマトイド因子、抗 CCP 抗体のいずれかが高値陽性（正常値上限の 3 倍超）	3
炎症反応	・CRP、赤沈値の両方が正常	0
	・CRP もしくは赤沈値のいずれかが異常高値	1
罹患期間	・6 週間未満	0
	・6 週間以上	1

Ann Rheum Dis. 69(9), 2010, 1580-8. より

● 病状評価

⚙ DAS28

・全身の 28 関節の痛みのある関節、腫れのある関節の数などで評価する。

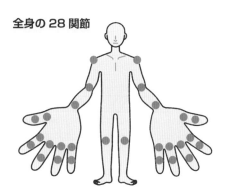

全身の 28 関節

van Gestel,AM. et al. Validation of rheumatoid arthritis improvement criteria that include simplified joint counts. Arthritis Rheum. 41 (10), 1998, 1845-50. より

⚙ スタインブロッカー分類（Steinbrocker classification）

・関節破壊の進行度を示す①ステージ分類と、日常生活での障害程度を示す②クラス分類が存在する。

①関節破壊の進行度（ステージ）

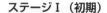

ステージⅠ（初期）	ステージⅡ（中等期）	ステージⅢ（高度進行期）	ステージⅣ（末期）
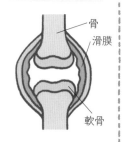	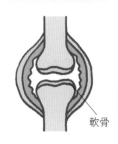	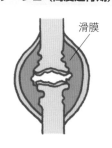	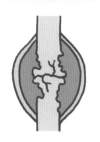
骨・軟骨の破壊はみられないが滑膜が増殖している	軟骨破壊により骨の間が狭くなる	骨破壊	関節が強直・固定

②日常生活での障害程度（クラス）

クラスⅠ （ほぼ正常）	クラスⅡ （軽度障害）	クラスⅢ （制限）	クラスⅣ （不能）
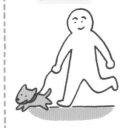	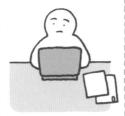	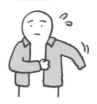	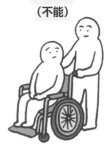

通常の日常生活動作は完全に可能

通常の身の回りの動作、仕事は可能だが、仕事以外の活動は制限される

通常の身の回りの動作は可能。しかし、仕事以外の活動はもちろん、仕事も制限される

通常の身の回りの動作を含め、すべての行動は制限される

早期に診断し、治療を開始！ステージやクラスの進行を防止する

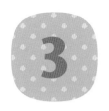

3 関節リウマチの薬物療法

● 関節リウマチの原因と抗リウマチ薬の作用

・本来、免疫機能は体内に侵入したウイルスや細菌などの異物を攻撃し、排除する。

⬇

・関節リウマチでは免疫システムが誤作動を起こし、攻撃してはいけない自分の関節組織を外敵のように感知して攻撃するようになる。

✿ 抗リウマチ薬＝疾患修飾性抗リウマチ薬
（DMARDs：Disease Modifying Anti-Rheumatic Drugs）

・炎症自体を抑える作用はもたないが、**異常な免疫システムを抑制・調整する**ことで活動性をコントロールする。

①免疫抑制薬
・すべての免疫機能を非特異的に抑制する薬剤。

②免疫調節薬
・正常の免疫機能には影響せずに異常な免疫機能を正常化する薬剤。

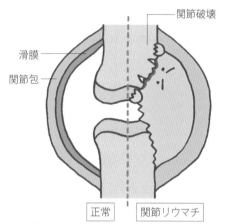

関節破壊
滑膜
関節包

正常　　関節リウマチ

● 関節内の状態と生物学的製剤の作用

・新たな血管が滑膜内で増生し、自己免疫細胞であるリンパ球が集まる。
・集まったリンパ球から炎症性サイトカイン（TNF や IL6）が放出され、関節を破壊する。

✿ 生物学的製剤
・リンパ球自体の活性化を抑えたり、放出されたサイトカインのはたらきを抑える作用があり、関節破壊をもっとも効率的に抑制できる。

● 現在の投薬法

・①まず、抗リウマチ薬を投与する。②効果が十分でない場合は、生物学的製剤を併用する。

NSAIDs やステロイドについて
・非ステロイド消炎鎮痛薬（NSAIDs）や副腎皮質ホルモン（ステロイド薬）は、リウマチにより発生した関節炎を抑制する作用を有するが、病状の進行を止めることはできない。
・そのため、おもな治療薬の効果出現までに補助的に使用されることが多い。

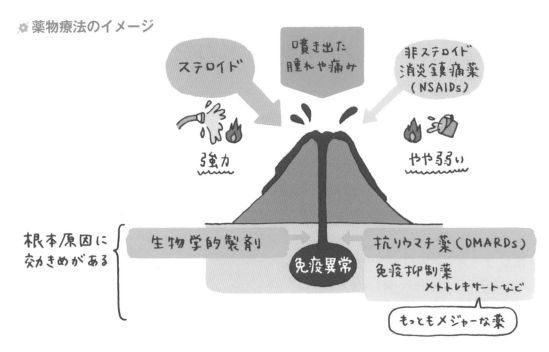

薬物療法のイメージ

ステロイド

噴き出た
腫れや痛み

非ステロイド
消炎鎮痛薬
（NSAIDs）

強力

やや弱い

根本原因に
効きめがある

生物学的製剤

免疫異常

抗リウマチ薬（DMARDs）

免疫抑制薬
メトトレキサートなど

もっともメジャーな薬

くらべて覚えよう

● 抗リウマチ薬 くらべました

	おもなはたらき	長所	短所	おもな薬剤名
免疫抑制薬	・全体的に免疫反応を抑制する	・**寛解達成率が高い** ・関節破壊の進行を抑える効果が高い	・効き始めるのに時間がかかる ・**副作用が強い** ・免疫がはたらかなくなるため、感染症にかかりやすくなる	・メトトレキサート ・レフルノミド ・タクロリムス
免疫調整薬	・異常な免疫反応を抑える	・関節破壊を抑える ・**副作用が弱い**	・免疫抑制薬に比べて効きめが穏やか	・サラゾスルファピリジン ・ブシラミン ・金注射製剤
生物学的製剤	・炎症を起こす特定の物質を標的にし、その反応をブロックする	・**劇的に関節症状を改善する** ・寛解後に中止しても寛解維持率が高い	・長期間使用した場合の影響が不明 ・**薬価が高額**で経済的な負担が大きい	・インフリキシマブ ・エタネルセプト ・トシリズマブ ・アダリムマブ

※薬剤名は一般名を記載。
※市販薬にはそれぞれ製薬会社によって違う名前がつけられている。

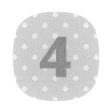

4 関節リウマチの手術

・破壊された関節や腱は修復ができないので、姑息的・破壊的な手術になってしまう。

⇒早期からの薬物療法が大切

● 腱の移行手術、腱の移植手術

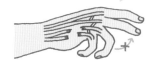

変形した関節の伸筋腱が断裂すると、指が伸びなくなる

切れた腱はバサバサなので、腱同士の縫合はできない

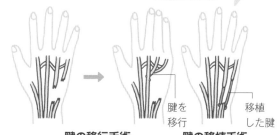

関節リウマチによる腱の断裂

腱を移行

移植した腱

腱の移行手術　　　**腱の移植手術**

● 関節切除形成術

足趾の変形

破壊された関節を切除して真っ直ぐにする

切り離す

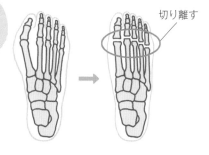

外反母趾　　槌指

胼胝

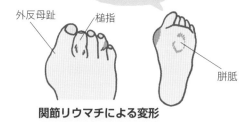

関節リウマチによる変形

● 関節固定術

・滑膜を切除し、軟骨を削り、骨同士を固定する手術。

・関節自体を消失させるため、動かなくなる。

・手と足で採用されることが多い。

・股関節や肘関節などの大関節は固定すると日常生活動作への影響が大きいので、人工関節置換術が行われる。

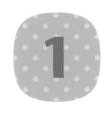

1 骨粗鬆症

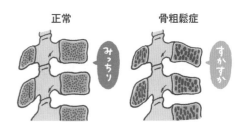

正常　　　骨粗鬆症

● 加齢にともなう骨密度の低下

・80歳を超える女性の半数以上が骨粗鬆症といわれている。

・**閉経後の女性**は骨量が減少しやすいため、徐々に椎体がつぶれ、身長が低くなっていくことがある。

・このようにわずかな外力（重力）で生じる骨折を**脆弱性骨折**という。

・製薬会社がCMで定着させた"**いつのまにか骨折**"は脆弱性骨折のことを指す。

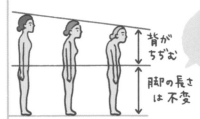

骨粗鬆症性の椎体骨折で背が縮む

● 病態　骨吸収が骨形成を上回ると生じる

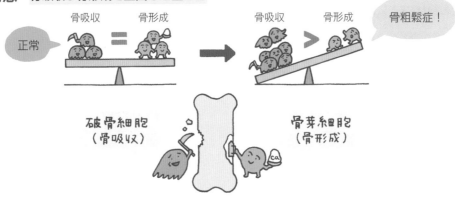

● 診断　①、②、③いずれかでも該当すれば骨粗鬆症

①若年成人の平均骨密度値（YAM）の70%以下。

②大腿骨近位部または椎体の脆弱性骨折がある。

③その他の脆弱性骨折があり、YAM80%未満。

器械が大きく、血圧計のように一家に一台というわけにはいかない。
絶対値ではなく、相対値（若者平均の%）が使用される

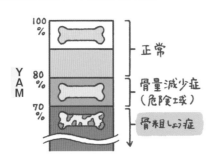

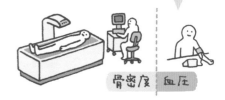

✿とても重要な疾患　骨粗鬆症＋転倒⇒骨折につながることが大問題！

・「ロコモティブシンドローム（**ロコモ**）」という、運動器の障害のために移動機能の低下をきたした状態の言葉を提唱している整形外科学会にとって、骨粗鬆症はとても重要な疾患 → p.171。

・骨折によって日常生活の自立度が低下し、寝たきりになることで**健康寿命**が短くなってしまう。

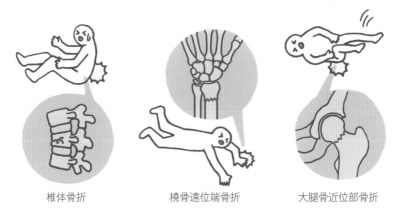

椎体骨折　　　　　　　橈骨遠位端骨折　　　　　　大腿骨近位部骨折

骨粗鬆症で骨折しやすいところ（脆弱性骨折）

● 予防

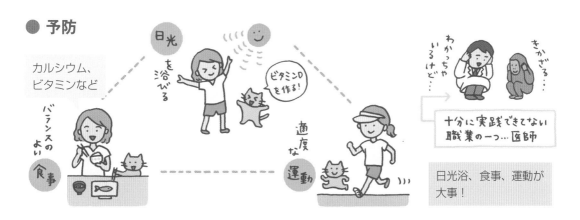

カルシウム、ビタミンなど

日光浴、食事、運動が大事！

● 治療　薬物療法がメイン

骨吸収　　　骨形成　　　　　　　　骨吸収　　　骨形成

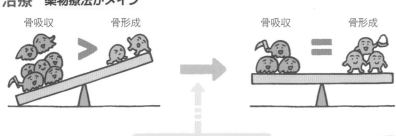

骨粗鬆症治療薬

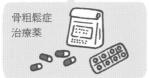

薬で、骨吸収と骨形成のバランスを整える

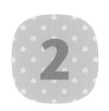

2 骨粗鬆症治療薬
ナースの介入でドロップアウトを防ごう！

> 1度は聞いたことがある名前？あなたの病院で処方されている薬を探してみよう！

発見場所	作用部位と機序	薬剤の由来	科学者が命名した一般名	製薬メーカーが勝手につけた商品名
もともと生体内に存在している物質	カルシウムの吸収促進	活性型ビタミンD3	・カルシトリオール ・アルファカルシドール ・エルデカルシトール	・ロカルトロール ・アルファロール、ワンアルファ ・エディロール
	骨形成を促進(骨芽細胞)	・ビタミンK2	・メナテトレノン	・グラケー、ケイツー
		・副甲状腺ホルモン	・テリパラチド	・テリボン、フォルテオ
	骨吸収を抑制(破骨細胞)	・カルシトニン (T3、T4甲状腺ホルモンとはまったく別に甲状腺から分泌されるホルモン)	・エルカトニン	・エルシトニン
		・エストロゲン (女性ホルモンの1つ)	・エストラジオール ・エストリオール	・ジュリナ ・エストリオール
人工的に合成された物質		・ビスホスホネート	・アレンドロン酸 ・リセドロン酸 ・ミノドロン酸 ・イバンドロン酸	・ボナロン、フォサマック ・アクトネル、ベネット ・ボノテオ、リカルボン ・ボンビバ
		・選択的エストロゲン受容体モジュレーター(SERM)	・ラロキシフェン ・バゼドキシフェン	・エビスタ ・ビビアント
		・イプリフラボン ・抗RANKL抗体 ・抗スクレロスチン抗体	・メナテトレノン ・デノスマブ ・ロモソズマブ	・オステン ・プラリア ・イベニティ

FIGHT~!

骨芽細胞

BLOCK!!

破骨細胞

● 副甲状腺ホルモンとカルシトニンのはたらき

すぐそばで分泌されているが作用は逆

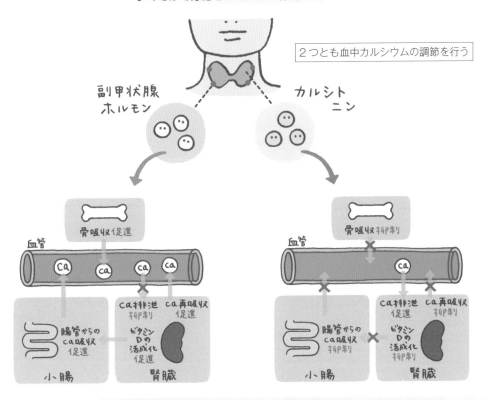

カルシトニンは骨吸収を抑制し、血管内へのカルシウムの流出を減らすので、
骨粗鬆症治療薬としてそのまま利用される。しかし作用が弱い。

✿ 骨吸収を促進する副甲状腺ホルモンが、なぜ治療薬になるのか

・副甲状腺ホルモンは断続的に投与されて濃度が高くな
　ると、骨形成が促進されることがわかってきた。

・これは自然ではありえない状況。したがって、テリパ
　ラチドの投与法は特殊。

・性状が液体であるため、皮下注射での投与となる。

・フォルテオ®は１日１回投与であるため、自宅で自分
　で注射する。

・テリボン®は１週間に１回投与のため、医療機関で注射する。

・**骨肉腫発生の可能性**が否定できないため、**投与期間は一生のうちに２年**などと決められている。

副甲状腺ホルモンを断続的に投与

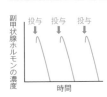

「連続して」ではな
く、「断続的に」投
与することで強力な
骨形成作用をもつこ
とがわかった！

こんなにめんどくさいのに、
なぜ、存在するのか？　　→　　**骨密度上昇・骨折の抑制効果
が抜群に良かったため**

● 骨粗鬆症治療薬はなぜ理解しにくいのか

　骨粗鬆症治療薬の解説を読んでいて混乱するのは「記載されている薬名に次の３通りの表現が可能である点」です。

①大まかな物質名　②一般科学名称　③商品名

▼「ジュリナ」という薬を例に挙げて説明します。

③ジュリナは、製薬メーカーがエストラジオールを骨粗鬆症治療薬として商品化した薬剤名

②エストラジオールとはエストロゲン（エストロン、エストラジオール、エストリオールの３種類の総称）の１つで科学者が命名した物質

①エストロゲンとは、もともと体内に存在する女性ホルモン（エストロゲン、プロゲステロンの２つの総称）の１つ

　③→②→①とさかのぼっていくと女性ホルモンの仲間であることが理解できます。

　楽器では、③エレクトーン（ヤマハ）　②電子オルガン　①オルガンで例えられます。エレクトーンを説明する場合、③→①にさかのぼると、もともとはオルガンの仲間であることが理解できます。

　骨粗鬆症治療薬をすべて覚えるのは無理です。覚えても、また、すぐに新薬が出現します。しかし、現在使用されている薬剤が、どこに所属しているのかを確認しておくと、全体での位置付けがわかります。

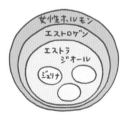

女性ホルモンの１つである「エストロゲン」のなかの「エストラジオール」が製品化されたものが、「ジュリナ」

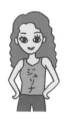

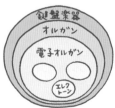

鍵盤楽器の１つである「オルガン」のなかの電子オルガンが製品化されたものが、「エレクトーン」

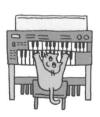

3 運動器不安定症　ロコモの学術名称

● 定義

・高齢化にともなう運動機能低下をきたす運動器疾患によって、バランス能力および移動歩行能力の低下が生じ、閉じこもりや転倒リスクが高まった状態。

● 診断基準

・高齢化にともなって運動機能低下をきたす 11 の運動器疾患または状態の既往があるか、または罹患しており日常生活自立度ならびに運動機能が以下の機能評価基準に該当する者。

11 の運動器疾患が原因で ➡ **寝たきりではないが、運動機能が低下している状態**

✿ 11 の運動器疾患

①脊椎圧迫骨折および各種脊柱変形
　（亀背、高度腰椎後弯・側弯など）
②下肢の骨折（大腿骨頚部骨折など）
③骨粗鬆症
④変形性関節症（股関節、膝関節など）
⑤腰部脊柱管狭窄症
⑥脊髄障害（頚部脊髄症、脊髄損傷など）
⑦神経・筋疾患
⑧関節リウマチおよび各種関節炎
⑨下肢切断後
⑩長期臥床後の運動器廃用
⑪高頻度転倒者

①**日常生活自立度判定基準**ランク J または A に相当
②運動機能：Ⅰ）またはⅡ）に当てはまる
　Ⅰ）開眼片脚起立：15 秒未満
　Ⅱ）Timed Up and Go（TUG）テスト：11 秒以上

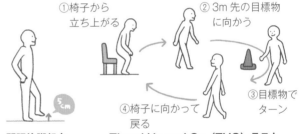

①椅子から立ち上がる
②3m 先の目標物に向かう
③目標物でターン
④椅子に向かって戻る

開眼片脚起立　Timed Up and Go（TUG）テスト

✿ 日常生活自立度判定基準

寝たきり度	ランク	具体例
生活自立	J	なんらかの障害などを有するが、日常生活はほぼ自立しており独力で外出する
準寝たきり	A	屋内での生活はおおむね自立しているが、介助なしには外出しない
寝たきり	B	屋内での生活はなんらかの介助を要し、日中もベッド上での生活が主体であるが、座位を保つ
	C	1 日中ベッド上で過ごし、排泄、食事、着替において介助を要する

● ロコモティブシンドローム

・保険収載された疾患概念である運動器不安定症を広く認知してもらうために、メタボリックシンドロームに対抗して日本整形外科学会が提唱した言葉。「移動すること」を表す「ロコモーション（locomotion）」が名前の由来。
・「メタボ」に対し、**「ロコモ」**とよんで、勢力拡大をめざす。

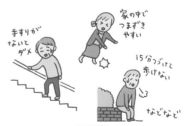

手すりがないとダメ
家の中でつまずきやすい
15分つづけて歩けない
などなど

ロコモ

さくいん

index

岡野 邦彦

長崎県立こども医療福祉センター 整形外科診療部長。
医学博士。整形外科とリハビリテーション科の専門医で指導医。
1988年、長崎大学医学部卒業。2年5カ月間、アメリカで基礎研究をしていたことがある。
現在10カ所目の勤務地でこどもたちと戯れながら、小児整形外科を勉強中。
イタリア製ロードバイクで通勤し、病院机の30％は手品グッズとコップのフチ子に占拠されている。
理解しやすく、忘れにくい整形外科学習法を提唱することが当面の目標。

ふんわり 見るだけ 整形外科─超図解で面白いほど頭に入る

2021年4月1日発行　第1版第1刷
2024年6月10日発行　第1版第5刷

著　者　岡野 邦彦 (おかの くにひこ)
発行者　長谷川 翔
発行所　株式会社メディカ出版
　　　　〒532-8588
　　　　大阪市淀川区宮原3−4−30
　　　　ニッセイ新大阪ビル16F
　　　　https://www.medica.co.jp/
編集担当　清水 洋平
装　幀　HON DESIGN/（有）フェイス
本文イラスト　楠木 雪野／福井 典子
印刷・製本　株式会社シナノ パブリッシング プレス

ISBN978-4-8404-7550-1　　　　　　　　　　Printed and bound in Japan

当社出版物に関する各種お問い合わせ先（受付時間：平日9：00～17：00）
●編集内容については、編集局 06-6398-5048
●ご注文・不良品（乱丁・落丁）については、お客様センター 0120-276-115